HISTOIRE

DE LA

BLENNORRHÉE URÉTRALE

OU

SUINTEMENT URÉTRAL HABITUEL;

ses causes, ses effets, son traitement curatif,

PAR H. M. J. DESRUELLES.

DOCTEUR EN MÉDECINE DE LA FACULTÉ DE PARIS, ANCIEN CHIRURGIEN PRINCIPAL D'ARMÉE,
PROFESSEUR D'ANATOMIE ET DE MALADIES VÉNÉRIENNES AU VAL-DE-GRACE;
MÉDECIN EN CHEF DE LA MAISON D'ASILE DES GARÇONS DE CAISSE DE LA VILLE DE PARIS
(FONDATION DOUAUD);
CHEVALIER DE LA LÉGION-D'HONNEUR;

Membre honoraire du conseil royal de santé de Suède; membre résident de la Société médicale d'émulation de Paris; correspondant de la Société royale académique des sciences et arts de Lille, de la Société royale des sciences médicales de Metz, de Strasbourg, de Rennes, de l'Académie royale de médecine de Madrid, de la Société royale de médecine de Gopenhague, de l'Académie impériale médico-chirurgicale de Saint-Pétersbourg, de la Société royale de médecine de Stockolm, de la Société des sciences médicales et naturelles de Bruxelles, de la Société de médecine d'Anvers.

Première Partie.

PARIS.

<table>
<tr><td>J.-B. BAILLIÈRE, LIBRAIRE,
13 bis, rue de l'École-de-Médecine,</td><td>LACOUR et Ce,
rue Saint-Hyacinthe-Saint-Michel, 33.</td></tr>
</table>

1846.

AVIS DES ÉDITEURS.

DE

L'HISTOIRE DE LA BLENNORRHÉE URÉTRALE.

Le plus grand malheur qui puisse arriver à un père de famille a affligé le cœur de l'auteur de cet ouvrage, en a retardé la publication, et nous a forcé à l'éditer en trois parties, qui paraîtront successivement dans le courant de l'année 1846.

La première partie, que nous publions, renferme les chapitres suivants :

1° Considérations générales; 2° Appellations données à la blennorrhagie et à la blennorrhée; 3° Définitions de ces maladies; 4° Origine, antiquité; 5° Epidémie; 6° Lésions organiques; 7° Durée; 8° Causes; 9° Siége, nature, espèces.

La deuxième partie sera composée ainsi qu'il suit :

1° Questions relatives à la blennorrhagie et à la blennorrhée, se rapportant au diagnostic, à la distinction et au traitement de ces maladies; 2° Appréciations physiologiques, diagnostiques et pratiques des phénomènes morbides; 3° Influences de la blennorrhée sur les organes génito-urinaires et sur l'économie entière; maladies qui succèdent à la blennorrhée négligée ou mal traitée; 4° Traitement général; histoire critique de tous les moyens qui ont été et sont employés contre la blennorrhagie et la blennorrhée; considérations sur leur valeur thérapeutique et leur application pratique.

La troisième partie renfermera les chapitres suivants :

1° Descriptions comparées des différentes espèces de blennorrhagies et de blennorrhées; traitement qui convient à chacune d'elles; 2° Contagion de la blennorrhée effets qui en peuvent résulter; 3° Bibliographie raisonnée; 4° Formulaire à l'usage des praticiens; 5° Table des sujets traités dans les trois parties.

Cet ouvrage, où les faits de toute nature abondent, et où se révèle, sous le rapport de la pratique, une étude approfondie et consciencieuse du sujet, sera un traité comparé de la blennorrhagie et de la blennorrhée; ou plutôt, ce sera l'histoire de la blennorrhée (qui n'a encore été faite par aucun auteur) éclairée par l'histoire de la blennorrhagie.

HISTOIRE

DE LA

BLENNORRHÉE URÉTRALE

ou

SUINTEMENT URÉTRAL HABITUEL ;

ses causes, ses effets, son traitement curatif,

Par H. M. J. DESRUELLES.

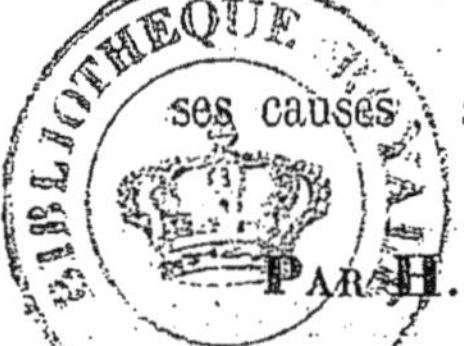

DOCTEUR EN MÉDECINE DE LA FACULTÉ DE PARIS, ANCIEN CHIRURGIEN-PRINCIPAL D'ARMÉE,
PROFESSEUR D'ANATOMIE ET DE MALADIES VÉNÉRIENNES AU VAL-DE-GRACE ;
MÉDECIN EN CHEF DE LA MAISON D'ASILE DES GARÇONS DE CAISSE DE LA VILLE DE PARIS
(FONDATION DOUAUD) ;
CHEVALIER DE LA LÉGION-D'HONNEUR ;

Membre honoraire du conseil royal de santé de Suède ; membre résidant de la Société
médicale d'inoculation de Paris ; correspondant de la Société royale académique des
sciences et arts de Lille, de la Société royale des sciences médicales de Metz, de Strasbourg,
de Rennes, de l'Académie royale de médecine de Madrid, de la Société royale de médecine
de Copenhague, de l'Académie impériale médico-chirurgicale de Saint-Pétersbourg, de
la Société royale de médecine de Stockolm, de la Société des sciences médicales et naturelles de Bruxelles, de la Société de médecine d'Anvers.

PARIS.

J.-B. BAILLIÈRE, LIBRAIRE,
13 bis, rue de l'École-de-Médecine.

LACOUR et MAISTRASSE,
rue Saint-Hyacinthe-Saint-Michel, 33.

1845.

OUVRAGES DE M. DESRUELLES,

Qui se trouvent

CHEZ M. BAILLIÈRE, LIBRAIRE, ET CHEZ M. LACOUR, IMPRIMEUR.

TRAITÉ THÉORIQUE ET PRATIQUE DU CROUP, précédé de réflexions sur l'organisation des enfants, 2ᵉ édition, entièrement refondue. Paris, 1 vol. 8°.

TRAITÉ DE LA COQUELUCHE, ouvrage couronné par la société Médico-Pratique de Paris. 1 vol. in-8°.

MÉMOIRE SUR LE TRAITEMENT SANS MERCURE, employé à l'hopital militaire du Val-de-Grâce, contre les maladies vénériennes primitives, secondaires, et contre les affections mercurielles. Paris, in-8°.

NOTICE sur le Barreau, in-8°.

MÉMOIRES sur les résultats comparatifs obtenus par l'emploi des méthodes mercurielles et sans mercure dans le traitement des maladies vénériennes, au Val-de-Grâce. Tomes 25 et 27 des *Mémoires de médecine militaire*.

MÉMOIRE sur les déchirures de l'urètre.

MÉMOIRE sur le traitement des urétrites aiguës et chroniques.

TRAITÉ PRATIQUE des maladies vénériennes, comprenant l'examen des théories et des méthodes de traitement qui ont été adoptées dans ces maladies, et principalement la méthode thérapeutique employée au Val-de-Grâce. Paris, 1 fort vol. avec pl. in-8°.

LETTRES ÉCRITES DU VAL-DE-GRACE, sur les maladies vénériennes et sur le traitement qui leur convient, d'après l'observation et l'expérimentation pratique. 1 vol. in-8°. Paris, 1840-1841.

AVIS ESSENTIEL.

Nos éditeurs ont répandu dans le monde médical un prospectus où ils ont annoncé que notre travail paraîtrait prochainement. Nous avions espéré livrer, avant la fin de l'année, l'histoire complète de la blennorrhée ; mais des circonstances indépendantes de notre volonté ont, pour un moment, ralenti le cours de nos études. Nous les avons reprises avec d'autant plus d'ardeur que la confiance du public ayant de jour en jour d'avantage encouragé nos efforts, le temps nous a manqué pour remplir des engagements auxquels nous avions souscrit : nous ajouterons qu'en commençant ce livre, après la publication de nos lettres, nous étions loin de prévoir l'immensité de recherches qu'il exigeait Ce motif ne nous permettra pas de le livrer en entier ; il paraîtra en trois parties ; la première partie sera publiée dans le courant de février et les deux autres seront livrées avant la fin de juin 1845.

HISTOIRE

DE LA

BLENNORRHÉE URÉTRALE

OU

SUINTEMENT URÉTRAL HABITUEL,

SES CAUSES, SES EFFETS, SON TRAITEMENT.

PREMIÈRE PARTIE.

Considérations générales.

Il n'existe aucun traité pratique sur la blennorrhée, ou suintement urétral habituel, qui soit à la hauteur des connaissances acquises depuis la fin du siècle dernier. Dans les ouvrages les plus estimés, on ne trouve qu'un chapitre incomplet où les causes, les effets et le traitement de la blennorrhée sont à peine indiqués. Pourquoi cet abandon ? Les faits ont ils manqué à la science ? La maladie est elle trop peu importante pour mériter un sérieux examen ? N'a-t-elle aucune gravité ? Sa cure est-elle facile dans tous les cas? A ces questions, les faits publiés jusqu'à ce jour, répondent par la négative; au contraire, l'analyse des opinions des auteurs démontre qu'ils ont presque toujours envisagé la blennorrhée comme une affection trop légère pour exiger de leur part une étude grave et approfondie. Cependant cette raison n'est pas la seule qui ait détourné leur attention de la maladie dont nous nous sommes spécialement occupé. L'obscurité que présente l'histoire du suintement urétral a peut être, dès l'abord, arrêté leur zèle et paralysé leurs efforts; ou bien la connaissance trop imparfaite des différentes espèces de blennorrhagies, avait jeté trop peu de lumières sur la blennorrhée, pour que la variété de son siége, la différence de sa nature, la multiplicité de ses causes, la difficulté de son diagnostic et l'efficacité de son traitement pussent être l'objet d'une distinction facile, d'une juste appréciation et d'une application méthodique et rationnelle.

Le moment est-il venu d'entreprendre ces difficiles recherches ? Les travaux de nos devanciers, ceux qui nous sont propres, suffisent-ils pour rapporter à leurs véritables causes et arrêter dans leurs effets, les accidents bizarres, graves, souvent funestes que présente quelquefois une blennorrhée négligée ou mal traitée ? Nous aurions certainement hésité encore à publier les observations que nous avons faites sur la blennorrhée, si les résultats auxquels nous sommes parvenus dans l'étude spéciale de cette affection, si l'emploi avantageux que nous faisons, depuis longtemps, de nouveaux moyens thérapeutiques, ne nous imposaient en quelque sorte, l'obligation de répandre parmi nos confrères l'usage de ces médications nouvelles et d'offrir au monde médical, dans l'intérêt de la science, les fruits de nos recherches, de nos méditations et de notre expérience.

On ne saurait soupçonner l'étendue et l'importance de la blennorrhée quand on en commence l'histoire. Dans ce vaste champ à peine frayé, les documents épars encombrent notre route et ralentissent incessamment notre marche; le choix, l'assemblage et la coordination des faits appellent une délicate attention ; l'arrangement des divers éléments propres à répandre quelque clarté sur le sujet , exige de grands soins et beaucoup d'ordre. C'est avec une extrême réserve et un sévère esprit de critique qu'il faut procéder à l'examen des opinions des auteurs ; on est à chaque instant convaincu de la nécessité de remonter à l'état aigu, à l'essence primitive du mal , de chercher les causes qui l'ont fait naître, et les circonstances qui l'ont empêché de céder aux médications employées pour le combattre.

Sous des formes excessivement variées , sous des aspects tout à fait dissemblables, la blennorrhée est un mal que le temps anéantit, quelque fois qu'il use, comme disent certains auteurs; mais que le plus souvent il aggrave. Abandonnée à elle-même, on la voit disparaître tout à coup, revenir inopinément, cesser encore, se renouveller ainsi un grand nombre de fois, sans que l'on sache à quelles causes doivent se rapporter les singulières intermittences du mal. Dans ce cas, il guérit de lui même ou cède à d'insignifiantes médications. Mais il n'en est pas toujours ainsi ; accompagné de douleurs aiguës ou névralgiques de l'urètre , ce mal , de l'aveu des praticiens et au grand regret des malades , dure plusieurs années et même toute la vie.

Ce n'est, dans le premier cas, qu'une gênante incommodité qui, malgré son apparente légèreté, préoccupe , ennuie , fatigue ; qu'on traîne partout avec soi , craignant de la voir trahir sa honteuse origine. Dans le second cas , la blennorrhée négligée ou mal traitée devient, avec le temps , une affection grave et profonde. Fixée d'abord dans un point du canal de l'urètre, elle l'altère, le désorganise; s'étendant de jour en jour aux parties conniventes, et de proche en proche au organes voisins , elle répand son poison dans l'organisme entier, marche environnée d'accidents les plus inattendus, de lésions les plus bizarres, d'infirmités les plus dégoûtantes, et n'arrête ses ravages que lorsque le corps épuisé succombe à la douleur ou que l'âme affaiblie cède à la pensée impie d'un suicide. L'homme atteint d'écoulement chronique, s'il se marie, doit craindre d'empoisonner les premiers embrassements d'une épouse, et de les voir se maculer sur les fruits d'une union légitime , car , hâtons nous d'avertir qu'il est des blennorrhées incurables , contagieuses , qui sont pour les malades un sujet de désespoir , et pour les familles des causes de troubles et de malheurs.

On aura peine à croire sans doute qu'un simple suintement urétral puisse produire ces terribles résultats ? Le suintement , considéré en lui même, n'est, dira-t-on peut-être , qu'une incommodité souvent passagère. Quand on aura lu les faits que renferme cet ouvrage, on sera convaincu que le tableau dont nous venons de tracer quelques traits est une faible esquisse des suites funestes que peut avoir une blennorrhée , et l'on verra combien il importe d'étudier la blennorrhagie autrement qu'on ne l'a fait jusqu'à ce jour , pour bien déterminer le traitement qui ne laisse après lui aucun suintement urétral. Le médecin qui n'a point fait une étude approfondie de la blennorrhée, est certainement trop occupé des graves affections qu'il a sous les yeux, pour chercher leur cause dans la persistance d'un écoulement léger, sans douleur, sans lésion apparente.

On n'arrive à distinguer les unes des autres, les différentes espèces de blennorrhées, qu'en se livrant, pendant de longues années, à une observation simultanée et comparative des faits de blennorrhagies et de blennorrhées qu'on a sous les yeux. Notre service du Val-de-de-Grâce et notre clientelle civile nous ont particulièrement favorisé à ce sujet. Cette étude nous a occupé dès les premiers temps de notre pratique, il y a quelque vingtaine d'années jusqu'à ce jour , avec un soin digne de l'intérêt qu'elle nous présentait, et des connaissances exactes qu'elle nous procurait.

Il importe de bien déterminer le siége de la lésion blennorrhoïque dans le canal de l'urètre. Entrevues , mais mal étudiées par les auteurs, les blennorrhées partielles ont longtemps dérouté l'observation de ceux qui nous ont précédé; ce n'est que du moment où nous les avons mieux connues que nous nous sommes rendu compte des phénomènes dissemblables que les blennorrhées nous offraient.

Il est surtout une espèce de blennorrhée dont on a vaguement parlé, sous le nom de *chaudepisse sèche*, que nous appelons *prostaturite chronique*, ou mieux peut être *blennorrhée prostaturique*. Neuve et intéressante, l'histoire de cette affection veut être étudiée sous le triple rapport des causes qui la produisent, des symptômes qu'elle présente et du mode de traitement à suivre pour la guérir , ou en arrêter les progrès.

Il existe des *blennorrhagies générales* et des *blennorrhagies partielles*. Les unes et les autres sont *érythémoïdes* n'attaquant que la superficie de la membrane muqueuse, à l'instar de l'érésypèle, ou *dermoïdes* envahissant toute l'épaisseur du derme de la membrane muqueuse et même les tissus subjacens, comme le fait le phlegmon. Les blennorrhées générales sont celles qui siégent dans toute l'étendue de l'urètre.

Les blennorrhagies partielles sont celles qui ont leur siége dans différents points isolés du canal. Nous avons donné à ces dernières, des noms particuliers tirés de la partie du canal où l'état pathologique se trouve fixé. Elles sont aussi *érythémoïdes* ou *dermoïdes*. Nous les avons appelées :

1° *Balanurites,* quand elles ont leur siège dans la portion de l'urètre embrassée par le gland. On les trouve dans les auteurs plutôt indiquées que décrites sous les noms de *gonorrhées, de chaudepisses ,* de blennorrhagies de la fosse naviculaire. Leur fréquence a pu faire croire que le siége primitif ou essentiel de la blennorrhagie était la partie de l'urètre qui correspond au gland.

2° *Pénisurites*, lorsqu'elles existent dans la partie libre du canal urinaire, intermédiaire au gland et au bulbe. Elles produisent souvent des rétrécissements dans l'étendue de 3 à 5 pouces.

3° *Bulbosurites*. Quand l'affection est au bulbe de l'urètre; elles amènent le gonflement anormal du bulbe qui souvent est pris pour un rétrécissement.

4° *Membranurites*. Quand c'est la partie membraneuse qui est malade. Elles sont souvent accompagnées d'épidydimites; l'hydrocèle, le varicocèle, les maladies des testicules et des cordons spermatiques leur succèdent fréquemment.

Et 5° *Prostaturites*. Lorsque l'affection se trouve dans la portion de l'urètre environnée par la prostate; elles déterminent des lésions du véru-montanum, des canaux éjaculateurs, de la prostate, des vésicules séminales, de l'anus, de la vessie, des reins; des pertes de semence, des affections nerveuses et sympathiques des principaux vicères.

A ces blennorrhagies répondent des blennorrhées partielles que nous avons nommées *blennorrhées balanuriques, pénisurites, bulbosuriques, membranuriques et prostaturiques*.

Les blennorrhées partielles succèdent très souvent aux blennorrhagies générales. « C'est une loi de l'inflammation des canaux muqueux que, quand elle devient chronique, dit Broussais, et qu'elle se perpétue, elle ne les parcourt plus dans leur étendue, mais se circonscrit et se borne à un point qu'elle rétrécit. » (*Leçons de thérapeutique et de pathologie générale*, t. I, p. 250).

En effet, avec le temps, selon la cause, suivant les moyens de traitement employés contre l'état aigu, les points phlégmasiés se circonscrivent, et sous leur influence, il s'opère des transformations variées de la membrane muqueuse et des tissus subjacents; elle devient granuleuse, végétante, polypeuse ou ulcéreuse; elle acquiert une sorte de dureté qui constitue des anneaux de rétrécissement ou des plaques dures et dépourvues de toute sensibilité. Les glandes de l'urètre se gonflent; le tissu de ce canal reste engorgé; il s'y forme des concrétions, des abcès; des tubercules y naissent, suppurent, ulcèrent les parois de l'urètre.

On peut juger de l'importance de cette distinction sous le rapport de la pratique. Certainement le traitement de l'une des espèces ne saurait convenir à une autre espèce, et c'est peut être parce qu'on n'a pas fait ces distinctions que les blennorrhées sont devenues si fréquentes. On ne voit d'ordinaire qu'un écoulement de muco-pus à tarir, sans songer aux causes qui l'entretiennent et à la lésion organique qui le produit.

Il y a aussi des blennorrhées primitives, essentielles, asthéniques, catarrhales, rhumatismales, goutteuses, dartreuses, psoriques et spécifiques. Il faut avec soin étudier ces espèces dont nous offrirons des exemples ; leur traitement réclame de particulières modifications. Un genre spécial de lésion organique constitue chacune de ces espèces ; l'anatomie pathologique ne laisse aucun doute à ce sujet ; mais le diagnostic en est difficile. Il faut, comme nous l'avons déjà dit, remonter presque toujours, jusqu'à la blennorrhagie, dont la blennorrhée est en quelque sorte la continuation, ou jusqu'aux causes qui ont pu la faire naître d'emblée. Ce traité de la blennorrhée sera donc aussi un traité de la blennorrhagie.

C'est dans ce but que nous avons analysé les opinions des auteurs sur la blennorrhagie et la blennorrhée ; et demandé aux faits qu'ils ont rapportés, les enseignements qui pouvaient nous faire arriver à des applications pratiques. Aussi il nous a fallu d'abord examiner les noms donnés à ces maladies ; remonter à leur origine ou première apparition ; interroger les lésions organiques qu'elles laissent dans l'urètre ; juger, une à une, l'action de leurs causes aussi nombreuses que variées ; assigner le siège qu'elles occupent, la nature qu'elles nous dévoilent par leurs symptômes ; suivre les influences qu'elles répandent d'abord autour de la partie de l'urètre où elles ont établi domicile, puis sur les organes voisins, et enfin sur tout l'organisme ; étudier physiologiquement chacun des phénomènes morbides qu'elles présentent ; apprécier les indications et les contre-indications qu'elles offrent dans l'emploi des moyens thérapeutiques connus et des nouveaux moyens que nous proposons. Ces connaissances préliminaires nous ont rendu faciles et la description de chaque espèce de blennorrhagies, de blennorrhées, et l'application des règles, du traitement qu'il convient de suivre pour arriver à une guérison solide. La question de la contagion, si négligée et pourtant si importante sous le rapport de la morale publique, a été jugée d'après les faits, avec tout l'intérêt qu'elle inspire au médecin consciencieux.

En nous livrant à ces études, nous avons réduit autant qu'il nous a été possible, à leur juste valeur, des propositions trop générales, des vues théoriques et pratiques d'une autre époque de notre vie médicale, et comme nous l'avons déjà fait dans nos lettres, laissant de côté les vaines disputes qu'enfantent les hypothèses, nous ne nous sommes attachés qu'aux choses pratiques, les discutant, chacune en son lieu, l'esprit dégagé de toute idée de doctrine qui aurait l'exclusion pour principe.

Le traitement de la blennorrhée, exige du médecin spécialiste, quelque habilité dans le diagnostic et dans le maniement des choses médicales, aussi doit-il appeler à son aide les ressources de l'analyse et de la médecine, car ce n'est pas seulement des lésions du canal de l'urètre qu'il doit s'occuper ; il est des états morbides de l'organisme à modifier, des causes à éloigner ou à chercher, une diététique appropriée à régler, un traitement général et local à appliquer.

En effet, presque toujours, pour asseoir le traitement sur des bases solides, il faut interroger la vie toute entière de l'homme atteint de blennorrhagie, saisir son idiosyncrasie congéniale ou acquise, s'immiscer dans ses habitudes, ses penchants, ses instincts, son aptitude génitale, sa manière de vivre, et jusque dans son état naturel ou héréditaire de santé; se renseigner de tout ce qui peut assurer le diagnostic et préciser les indications. L'idiosyncrasie individuelle, le genre de vie, les habitudes, impriment aussi un cachet particulier aux blennorrhées. La cause qui les a déterminées influe souvent sur leur marche, sur la nature des accidents qu'elles font naître, et offre pour le traitement une indication rationnelle qui ne doit pas être négligée.

Les faits n'ont pas manqué à la rédaction de cet ouvrage. Le service des vénériens du Val-de-Grâce, dont la direction nous a été confiée par notre illustre maître, M. Gama, en 1825; notre clientelle de la ville, les ouvrages qui traitent de la blennorrhagie, de la blennorrhée, des rétrécissements de l'urètre, des affections de la prostate, des pertes séminales et des maladies des organes génito-urinaires, nous les ont abondamment fournis. Mais que de faits à élaguer quand on veut n'employer que ceux qui portent le cachet de la plus stricte exactitude! que de précautions à prendre contre les préoccupations de système, de doctrine, de théorie exclusive et de pratique trop générale! que faire d'une masse de faits, si l'ordre manque dans leurs détails, si une idée de doctrine ou de système les a dictés, et cependant qu'en tirer d'utile à notre instruction, si une grande pensée d'unité ne dirige celui qui les met en œuvre?

Nous n'osons pas nous flatter d'avoir trouvé des armes toujours puissantes contre toutes les blennorrhées, et particulièrement contre la *blennorrhée prostaturique* la plus importante sans doute, par la difficulté de son diagnostic et les graves accidents qu'elle entraîne. Cependant nous avons obtenu un grand nombre de guérisons inespérées, en faisant, suivant les cas et les circonstances, un usage rationnel du seigle ergoté, de l'acide benzoïque, du tanin cristallisé, seuls ou unis au copahu, au poivre cubèbe, au nitrate de potasse, à la jusquiame, en employant des bains composés, des fumigations, des bougies en cire, en diachylon, en vigo cum mercurio, simples ou revêtues d'une couche de nitrate d'argent, de sulfate de cuivre, de sulfate d'alumine et de potasse, de sous-borate de soude, de sous-acétate de plomb, de sulfate de zinc, etc., en introduisant dans l'urètre des mèches adoucissantes ou médicamenteuses, en y portant des cautérisations à demeure ou transcurrentes. Ces succès seront rapportés dans les différentes parties de cet ouvrage.

Nous n'avons rien négligé pour arriver à notre but qui a été celui-ci : Prévenir le suintement urétral habituel et le guérir. L'avons-nous atteint? Les faits le disent; le public en jugera.

PARIS. — Imprimerie de LACOUR et C°,
rue Saint-Hyacinthe-S.-Michel, 33.

HISTOIRE

DE LA

BLENNORRHÉE URÉTRALE.

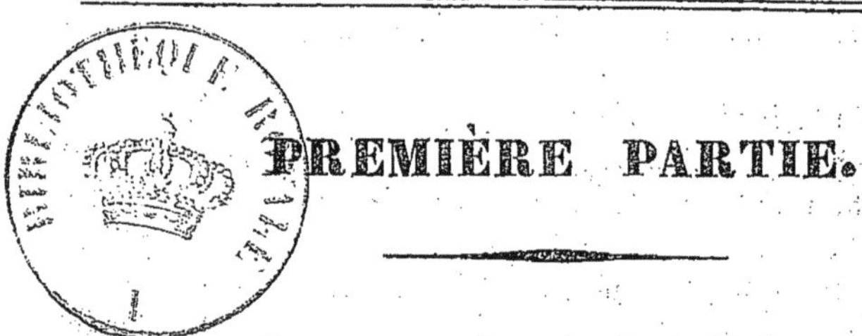

PREMIÈRE PARTIE.

CONSIDÉRATIONS GÉNÉRALES.

D'après l'opinion des auteurs, la blennorrhée, ou le suintement urétral, qu'ils regardent comme les restes légers, insignifiants et presque toujours certains de la blennorrhagie, ne serait point une maladie. Incommodité passagère, sans gravité, sans inconvénient, cette excrétion habituelle par l'urètre de mucus ou de muco-pus, céderait, suivant eux, aux toniques, aux astringents, si le temps, qui détruit tout, ne suffisait seul pour la faire disparaître.

Elle est évidemment contraire à l'observation et aux faits, cette opinion qui cependant a prévalu jusque dans ces derniers temps. On ne doit plus s'étonner si la science ne possède pas encore un traité complet de la blennorrhée, si dans les ouvrages les plus estimés de syphiliographie on trouve à peine un chapitre qui y soit consacré. Les médecins ont complaisamment insisté sur les suites de cette maladie, ils ont décrit isolément les rétrécissements de l'urètre, les pertes séminales, les maladies des testicules, de la prostrate, de la vessie et des reins, au lieu de rassembler, comme nous le ferons, ces groupes de maladie autour d'un tronc commun dont la blennorrhagie et la blennorrhée sont les principales racines.

Le moment est-il venu d'entreprendre ces minutieuses recherches? Les travaux de nos devanciers, joints à ceux qui nous sont propres, suffisent-ils pour rapporter à leur véritable cause, et arrêter dans leurs effets les accidents bizarres, graves, souvent funes-

1

tes, que présente quelquefois une blennorrhée négligée ou mal traitée?

Nous aurions certainement hésité encore à publier les observations que nous avons faites sur la blennorrhée, si les résultats auxquels nous sommes parvenus dans l'étude spéciale de cette affection, si l'emploi avantageux que nous faisons depuis longtemps de nouveaux moyens thérapeutiques, ne nous imposaient en quelque sorte l'obligation de répandre, parmi nos confrères, la connaissance de ces médications nouvelles, et d'offrir au monde médical , dans l'intérêt de la science, les fruits de nos études, de nos méditations et de notre expérience.

L'histoire de la blennorrhée est importante, étendue, immense; dans ce vaste champ à peine frayé, les documents épars encombrent à chaque instant notre route, et ralentissent incessamment notre marche. Le choix, l'assemblage, la coordination des faits, appellent une délicate attention ; l'arrangement des divers éléments propres à répandre quelque clarté sur le sujet, exige de grands soins et beaucoup d'ordre. C'est avec une extrême réserve et un sévère esprit de critique qu'il faut procéder à l'examen des observations publiées, des opinions émises par les auteurs ; il faut presque toujours remonter à l'état aigu, à l'essence primitive du mal , dégager les observations de détails oiseux ou superflus, pour ne voir que le fait en lui-même ; chercher les causes qui ont fait naître l'affection , les circonstances qui l'ont agrandie, ou celles qui l'ont empêché de céder aux médications employées pour la combattre.

Sous des formes excessivement variées, sous des aspects tout à fait dissemblables, la blennorrhée est un mal que le temps anéantit quelquefois, qu'il use, comme disent certains auteurs ; mais que le plus souvent il aggrave. Abandonnée à elle-même, on la voit disparaître tout à coup, revenir inopinément, cesser encore, se renouveler ainsi un grand nombre de fois, sans que l'on sache à quelle cause doivent se rapporter ces singulières intermittences du mal. Dans ce cas , il peut encore guérir de lui-même ou céder à d'insignifiantes médications. Mais il n'en est pas toujours ainsi : accompagnée de douleurs aiguës ou névralgiques de l'urètre , rebelle aux méthodes les plus variées, à l'aveugle et cupide opiniâtreté des charlatans, la blennorrhée, de l'aveu des praticiens, et au grand regret des malades, peut durer plusieurs années, et même souvent toute la vie.

Ce n'est, il est vrai, dans le premier cas, qu'une gênante incommodité ; mais, malgré son apparente légèreté , cette incommodité préoccupe, ennuie, fatigue; on la traîne partout avec soi, on la cache soigneusement, dans la crainte de la voir trahir sa honteuse origine. Dans le second cas, la blennorrhée négligée ou mal traitée, devient avec le temps une affection grave, profonde, qui s'appesantit et s'en-

racine de plus en plus avec les années. Fixée d'abord dans un point
du canal de l'urètre, elle le modifie, l'altère, le désorganise; ou,
s'étendant tout à coup aux parties conniventes, et de proche en
proche aux organes voisins, elle répand son poison dans l'organisme
entier, marche environnée d'accidents les plus inattendus, de lésions
les plus bizarres, d'infirmités les plus dégoûtantes, et n'arrête ses
ravages que lorsque le corps, épuisé, succombe à la douleur, ou que
l'âme affaiblie cède à la pensée impie d'un suicide. L'homme atteint
de suintement urétral habituel, s'il se marie, doit craindre d'empoisonner les premiers embrassements d'une épouse, et de les voir se maculer sur les fruits d'une union légitime; car, hâtons-nous d'avertir
qu'il est des blennorrhées contagieuses qui deviennent alors pour les
malades un sujet de désespoir, et pour les familles, des causes de
troubles et de malheurs. On aura peine à croire, sans doute, qu'un
simple suintement urétral puisse produire ces terribles résultats !
Quand on aura lu les faits que renferme cet ouvrage, on sera convaincu que le tableau dont nous venons de tracer quelques traits,
n'est qu'une faible esquisse des suites funestes que peut avoir une
blennorrhée, et l'on verra combien il importe d'étudier la blennorrhagie autrement qu'on ne l'a fait jusqu'à ce jour, pour bien déterminer le traitement qui ne laisse après lui aucun suintement urétral. Le médecin qui n'a point fait une étude approfondie de la
blennorrhée, et qui est consulté pour ses suites, est certainement
trop occupé des graves affections qu'il a sous les yeux, pour chercher leur cause primitive dans la persistance d'un écoulement léger,
sans douleur, sans lésion apparente. Mais qu'il interroge la vie du
malade, qu'il remonte à la première apparition du mal, il verra
bientôt comment s'est faite la succession des accidents, et il sera forcé
de prendre la blennorrhée pour leur point de départ.

   « Au nombre des maladies qui ont le mieux dévoilé le traitement
» incomplet ou irrationnel de la blennorrhagie, on doit certainement
» compter la blennorrhée, ai-je dit dans ma sixième lettre. Cette
» dernière affection si fréquente et si opiniâtre a de tout temps exercé
» la coupable industrie des médicastres, des charlatans et des ven-
» deurs de spécifiques. Mais combien ont été vaines et mensongères
» leurs promesses de guérison ! combien de malades, trop confiants,
» ont été trompés dans leur espoir !

   » Recueillez, comme je l'ai fait souvent, les paroles de ces mala-
» des. Après vous avoir fait l'histoire des blennorrhagies qui se sont
» successivement renouvelées à de courts intervalles, ils vous feront
» une longue description des conseils qu'on leur a donnés, des ef-
» forts impuissants que l'on a tentés pour arrêter ces écoulements,
» car, pour les malades toujours, et pour certains médecins sou-
» vent, la sécrétion anormale est toute l'affection; puis, ils vous dé-

» tailleront, époque par époque, la vie souffreteuse qu'ils ont menée.
» Ce sera avec un profond sentiment d'indignation que vous vous
» convaincrez combien ont été coupables les manœuvres employées
» par la foule des charlatans de haut et de bas étage. »

On n'arrive à distinguer, les unes des autres, les différentes espèces
de blennorrhées, qu'en se livrant, pendant de longues années, à une
observation comparative et simultanée des faits de blennorrhagie et
de blennorrhée qu'on a sous les yeux. Notre service du Val-de-Grâce
et notre clientèle civile nous ont particulièrement favorisé à ce sujet : cette étude nous a occupé dès les premiers temps de notre pratique, il y a quelque vingtaine d'années, jusqu'à ce jour, avec un
soin digne de l'intérêt qu'elle nous présentait, des connaissances
exactes, des résultats inespérés qu'elle nous procurait.

Il importe de bien déterminer le siége de la lésion blennorrhéique
dans le canal de l'urètre. Entrevues et mal étudiées par les auteurs, les blennorrhées partielles ont longtemps dérouté l'observation
de ceux qui nous ont précédés ; ce n'est que du moment où nous
les avons mieux connues que nous nous sommes rendu compte des
phénomènes dissemblables que les blennorrhées nous offraient.

Il est surtout une espèce de blennorrhée dont on a vaguement
parlé sous le nom de *chaudepisse sèche*, que nous appelons *prostaturite chronique*, ou mieux peut-être *blennorrhée prostaturique*. Neuve
et intéressante, l'histoire de cette affection veut être étudiée sous le
triple rapport des causes qui la produisent, des symptômes qu'elle
présente et du mode de traitement à suivre pour la guérir ou en arrêter les progrès.

Pour bien étudier la blennorrhée, avons-nous dit plus haut, il
faut remonter à l'état aigu. Nous ajoutons qu'il est nécessaire de
connaître parfaitement les espèces, les variétés, et jusqu'aux nuances de la blennorrhagie, car, s'il est vrai qu'il existe des blennorrhées
essentielles ou d'emblée, le plus grand nombre sans doute proviennent de blennorrhagies qui ont suivi une marche chronique, soit que
méconnues par les médecins, elles aient été irrationnellement traitées, soit que, négligées par les malades, elles se soient perpétuées.

Convaincu de cette vérité, nous avons dû confondre dans la
même étude, embrasser dans les mêmes recherches, la blennorrhagie et la blennorrhée, l'une ne pouvant être ni bien connue, ni
méthodiquement traitée, si tous les antécédents qui composent son
histoire ne se lient à la connaissance des divers éléments de l'autre
affection. Il faut donc, pour que le lecteur comprenne le langage
nouveau dont nous allons nous servir, pour que les mots soient pour
lui la fidèle représentation des choses, il faut que nous lui disions ce
que nous entendons relativement aux espèces de blennorrhagies
dont nos observations nous ont démontré l'existence, et dont le

diagnostic a déjà été établi avec quelque soin dans notre cinquième lettre écrite du Val-de-Grâce et dans notre Traité pratique des maladies vénériennes.

On nous demandera peut-être comment nous sommes parvenu à distinguer entre elles les différentes espèces de blennorrhagies et de blennorrhées. Pour répondre à cette question, nous avons pensé que nous n'avions rien de mieux à faire que de mettre sous les yeux du lecteur le résumé de nos observations cliniques, le sommaire de nos remarques pratiques, la simple histoire de notre éducation médicale à ce sujet, laissant à découvert les causes de nos fautes, l'entraînement de nos préoccupations, le souvenir de nos premières études. De nouvelles observations cliniques, les sérieuses méditations de l'âge mûr, une sévère critique exercée sur nous-même, nous ont engagé, dans l'intérêt de la science, à chercher la vérité dans des voies que nous n'avions pas encore parcourues. Sommes-nous enfin parvenu à l'atteindre? Nous n'osons pas l'espérer, tant est grande et difficile la tâche que nous nous sommes imposée. On va lire, non toutes les remarques que nous avons faites, mais celles qui peuvent éclairer la question qui nous occupe : les autres trouveront place dans les différentes parties de cet ouvrage.

1. Dans les premiers temps de notre pratique, le traitement antiphlogistique, que nous avions presque exclusivement adopté, n'était pas toujours suivi des avantages que nous comptions en obtenir dans tous les cas de blennorrhagie et de blennorrhée.

Cette pratique n'était-elle pas trop exclusive ?

2. La douleur, dans certaines blennorrhagies, ne se manifestait ni pendant l'excrétion des urines, ni durant les érections, ni même par une forte pression exercée sur le canal.

N'y avait-il alors qu'une surexcitation? les blennorrhagies catarrhales, sontelles dans ce cas ?

3. La douleur, souvent assoupie pendant la mixtion, était réveillée durant l'acte du coït, ou par une compression de la verge.

Y avait-il irritation dans ce cas?

4. La douleur, dans certaines blennorrhagies, ne se faisait sentir que pendant le temps des érections ou de l'excrétion d'une urine rare et épaisse.

Fallait-il alors qu'une sensibilité morbide se manifestât pour que le canal de l'urètre fût en action? Fallait-il aussi que l'urètre fût en contact avec un corps plus ou moins irritant, pour qu'il en sentît l'impression ? N'y avait-il dans ce cas qu'une irritation simple, qu'une phlegmasie faible, qui, pour se manifester, dût être montée à un degré plus élevé?

5. Quelquefois la douleur était vive dans tous les points du canal à la fois, de telle sorte que le malade n'aurait pu désigner aucune partie qui fût plus ou moins douloureuse qu'une autre. Quand l'urine traversait le canal, elle produisait une cuisson mordicante, une brûlure successivement accrue, avec un sentiment de pesanteur manifeste et de constriction palpable : il semblait au ma-

lade qu'un corps volumineux et dur, introduit dans le canal, pressait ses parois avec une force considérable, et les écartait violemment.

La maladie était-elle générale dans ce cas ? ne provenait-elle pas d'une inflammation qui existait dans toute l'étendue du canal ?

6. Quand l'inflammation du prépuce (posthite), ou le gonflement de la veine dorsale (phlébite) compliquait la blennorrhagie, la douleur de l'urètre était en général, peu considérable.

L'intensité de la phlegmasie urétrale était-elle diminuée par la manifestation des affections dont nous venons de parler ?

7. Rarement nous observions des adénites (bubons) aux aines ; nous y voyions plus souvent des gonflements douloureux des ganglions lymphatiques superficiels, et ces cas ne coïncidaient pas avec une inflammation intense du canal de l'urètre.

Ces adénites et ces gonflements ganglionaires étaient-ils le résultat de la constitution du malade chez qui il y avait prédominance du système lymphatique ?

8. Quelquefois la douleur était d'une telle intensité que le malade n'avait ni repos, ni sommeil, que la fièvre s'emparait de lui et que l'anxiété était extrême : nous en avons vu qui jetaient des cris perçants. Le canal était tendu, dur, une certaine rougeur érythémateuse en marquait le trajet, le périnée surtout ne pouvait souffrir le moindre contact, les érections étaient continuelles ; quand l'ouverture du prépuce le permettait, il arrivait quelquefois qu'un paraphymosis avait lieu tout à coup ; il ne sortait de l'urètre que de l'eau roussâtre, la mixtion était empêchée.

Dans ce cas, la phlegmasie du conduit urinaire n'était-elle pas générale ? ne s'étendait-elle pas au-delà de la membrane muqueuse, dans les tissus subjacents ? La tuméfaction de ces parties et la violence de l'inflammation ne suffisaient-elles pas pour arrêter le sang dans les cellules du corps spongieux de l'urètre, produire les érections morbides, donner lieu à la corde, comme on le dit, arrêter toute sécrétion et empêcher l'excrétion des urines ?

Cette blennorrhagie, que nous avons appelée funiforme (blennorrhagie cordée des auteurs), nous la voyions quelquefois compliquée d'hémorrhagie de l'urètre, de tumeurs au périnée, d'abcès, d'infiltration d'urine.

9. Dans certaines blennorrhagies la douleur changeait de lieu, ou restait fixée dans une portion de l'urètre, ou bien elle cessait tout à coup, ou s'élevait à un degré qui la rendait insupportable, quand une excitation interne ou externe était éloignée ou présente.

Les variations observées dans la douleur et dans la manifestation de son intensité, ne montraient-elles pas que la phlegmasie pût également occuper différentes parties du canal ? N'y avait-il pas, dans ce cas, un ou plusieurs points de phlegmasie qui s'évanouissaient ou se réveillaient sous des influences contraires ?

10. Fixée d'abord dans un point, la douleur se portait successivement d'un lieu dans un autre, du col vésical au gland.

La phlegmasie se déplaçait-elle réellement ? marchait-elle d'arrière en avant, et successivement, dans toutes les parties du canal de l'urètre ?

11. Ces cas étaient fréquents : nous les observions lorsque nous attaquions ces points douloureux du périnée au gland, au moyen de saignées locales.

N'était-il pas probable qu'il y avait une phlegmasie générale seulement fixée dans la membrane muqueuse; que la combattant ainsi d'arrière en avant, nous faisions successivement diminuer son intensité par l'emploi des antiphlogistiques localement appliqués, et que la voyant disparaître partiellement nous croyions que la phlegmasie cheminait, quand réellement elle ne faisait que s'apaiser d'un point à un autre point?

12. Dans quelques cas, fort rares, la plegmasie suivait une marche contraire : c'était lorsque la principale douleur se faisait primitivement sentir dans la région balanienne. Nous verrons dans le cours de cet ouvrage, que lorsque la phlegmasie commence dans cette partie de l'urètre, elle se porte souvent d'avant en arrière ou du gland vers le col vésical. Nous observions ce phénomène quand nous introduisions trop tôt dans l'urètre des bougies de deux à trois pouces de longueur, dans la vue de détruire un engorgement de la portion balanienne de ce canal. Au fur et à mesure que nous augmentions la longueur des bougies, la douleur semblait s'enfoncer davantage, et de proche en proche il n'était pas rare qu'elle allât retentir jusqu'au col de la vessie. Des bains prolongés apaisaient bientôt ces phénomènes, et, chose remarquable, il arrivait souvent que l'écoulement, quand c'était une blennorrhagie, que le suintement, quand c'était une blennorrhée, cessait pour ne plus reparaître. Ce fait de pratique nous occupera lorsque nous traiterons en particulier de ces affections.

13. La douleur, rarement observée dans les blennorrhées, était augmentée lorsque le canal était distendu par des injections d'eau simple, par une pression du gland qui arrêtait le cours des urines; elle était plus grande encore lorsqu'on faisait des injections irritantes, et elle s'élevait au plus haut degré, quand une sonde ou une bougie séjournait dans le canal.

La douleur était-elle le résultat d'une phlegmasie chronique, ou provenait-elle d'une sensibilité névralgique du canal?

14. Mais la douleur dont nous parlons, extrêmement vive au contact de la sonde ou de la bougie, s'apaisait quelquefois sous l'influence de ce contact répété, et devenait chaque jour moins percevable pour le malade.

Dans ce cas, l'habitude émoussait-elle la sensation, ou cette douleur n'était-elle produite que par une sorte de névralgie que la pression ou le frottement apaisait?

15. Dans des cas qui paraissaient analogues, si l'on en juge par les phénomènes généraux et caractéristiques du mal, les malades ressentaient des sortes de douleurs qui n'étaient point pareilles, de telle manière qu'à en juger seulement par l'expression douloureuse du mal, on n'aurait pu croire qu'il fût le même; mais venait-on à interroger les malades sur le siége de la douleur, on apprenait qu'il était différent chez chacun d'eux.

Les diverses parties de l'urètre ont-elles une manière qui leur soit propre de nous faire sentir la douleur qu'elles éprouvent?

16. Dans les blennorrhées douloureuses, il était plus difficile de constater cette différence de sensation; cependant, quand le siége de la blennorrhée était dans les parties antérieures, ou qu'il se trouvait sur les parties de l'urètre qui avoisinent la vessie, il y avait une remarquable diversité de douleurs, que les malades exprimaient par des mots appropriés.

17. La quantité de muco-pus excrété était presque toujours en raison inverse du degré d'irritation : ainsi, quand les phénomènes inflammatoires étaient très intenses, il y avait absence de sécrétion; au contraire, elle était abondante lorsque ces phénomènes avaient peu d'intensité, et plus abondante encore dans le cas où la douleur manquait entièrement.

Pouvait-on mesurer le degré d'inflammation sur la quantité du muco-pus excrété, et croire qu'elle n'existait pas quand le muco-pus était très abondant?

18. Une grande consistance du muco-pus coïncidait toujours avec une douleur vive, raideur et dureté du canal, s'étendant du bulbe à toute la verge ; mais quand ces phénomènes étaient à un degré très élevé, la sécrétion était fort peu épaisse, et ressemblait, dès les premiers jours, à une sérosité roussâtre.

L'inflammation, peu considérable dans le premier cas, très-intense dans le second cas, occupait-elle la muqueuse et le fourreau spongieux sous-jacent?

19. La consistance du muco-pus nous a toujours paru d'autant moindre, que la sécrétion provenait de parties de l'urètre plus éloignées de l'ouverture externe du méat urinaire: en effet, avec une douleur et une irritation très intenses de la fosse naviculaire, se remarquait souvent un muco-pus très épais ; avec ces phénomènes manifestés à la partie moyenne de l'urètre, un muco-pus moins épais ; avec une douleur au périnée, un muco-pus dont l'épaisseur était considérablement diminuée ; avec une douleur vive à l'anus, des épreintes du col vésical, des envies fréquentes d'uriner, un muco-pus quelquefois très liquide or d'une consistance fort médiocre.

Dans ce dernier cas, la prostate versait-elle une grande quantité de mucus? La consistance plus ou moins considérable du muco-pus dépendait-elle de l'organisation des différentes parties de l'urètre? Le tissu spongieux qui enveloppe la membrane muqueuse jusqu'au bulbe, concourait-il à donner au muco-pus une épaisseur plus considérable? La prostate jouerait-elle un rôle très-actif dans toute blennorrhagie ?

20. Dans les saisons froides et humides, le muco-pus était, en général, moins épais, toutes choses égales d'ailleurs, que dans les saisons chaudes et sèches.

La chaleur et la sécheresse contribuent-elles à épaissir le muco-pus? le froid et surtout l'humidité amènent-ils sa plus grande liquéfaction? ou plutôt, ces saisons ne déterminent-elles pas des blennorrhagies de nature différente? d'où provient la différence dans la consistance du muco-pus?

21. La couleur de cette sécrétion anormale variait aussi. Le jaune-verdâtre ou le jaune rouillé coïncidait avec des douleurs et un engorgement de la portion balanienne du canal de l'urètre ; les mêmes phénomènes de la partie moyenne de ce conduit produisaient aussi ces nuances dans la couleur du muco-pus ; mais le vert était moins foncé et la rouille moins prononcée. Avec des douleurs au périnée, le muco-pus était moins verdâtre, la couleur rouille disparaissait ; il l'était encore moins quand les environs du col vésical souffraient.

Cette couleur verdâtre annonçait-elle que la sécrétion se faisait dans les parties de l'urètre dont la membrane muqueuse est enveloppée par le tissu spongieux? Quand les parties profondes étaient malades, la prostate sécrétait-elle une assez grande quantité de mucus pour diminuer et même anéantir cette couleur verdâtre?

22. Examiné au microscope, le muco-pus renfermait une quantité d'autant plus considérable de globules, et ces globules étaient d'autant plus gros, que ce produit de sécrétion était plus épais et plus verdâtre.

La sécrétion anormale était-elle d'autant moins pyogénique qu'elle provenait d'une partie plus profonde du canal ?

Toutes les expérimentations que nous avons faites à l'aide du microscope ne sauraient être rapportées ici; nous verrons dans les 2e et 5e parties de cet ouvrage, tout le parti que l'on peut tirer de ce moyen diagnostique.

23 Le degré de l'irritation, suivant qu'il était faible ou considérable, donnait au muco-pus un caractère d'acidité ou d'alcalinité.

Cette remarque n'est pas assez certaine pour que nous élevions sur elle une question dont la solution nous serait impossible.

24. Quand la douleur était modérée, le muco-pus était jaune, épais, homogène, crémeux, si surtout, d'après la douleur ressentie, l'irritation ne semblait pas dépasser la région du bulbe : il était moins jaune, moins épais, moins homogène, quand le siége de l'affection était au delà du bulbe ; il était blanc, visqueux, poisseux et filant quand le siége de l'irritation avoisinait le col de la vessie. (Voyez les questions que nous avons faites à la 19e remarque).

Quoique ces remarques étaient exactes, suffisaient-elles pour nous indiquer les parties de l'urètre qui étaient malades? Le muco-pus purulent indiquait-il qu'il y avait des ulcères dans le canal? ou bien provenait-il d'érosions de la membrane muqueuse, du boursoufflement de son tissu? La membrane muqueuse de l'urètre, irritée ou enflammée, avec ou sans engorgement des tissus sous-jacents, ne peut-elle pas sécréter une matière purulente sans qu'il y ait altération de tissus, telle que ulcères, érosions, végétations, papules, etc. ?

25. Dans les blennorrhées, les différentes qualités du muco-pus étaient plus difficiles à distinguer. Il variait fréquemment de consistance, de couleur, d'aspect, sur le même individu : tantôt il était fluide, non visqueux, d'un blanc de lait, ressemblant à du sérum trouble ou très liquide, sans couleur, quoique visqueux, semblable à de l'eau gommeuse ; tantôt il était épais, jaunâtre, verdâtre, laissant toujours sur le linge un point qui reproduisait sa couleur, et une aréole assez large qui tachait à peine le linge. Quelquefois il sortait en pelotons blanchâtres, ou en filaments blancs, ou il laissait dans les urines, de ces filaments, de ces pelotons, et un fond crayeux, une matière muqueuse blanche, granuleuse, semblable à de l'eau de son ou à une décoction de semoule. Dans ce dépôt, nous avons très souvent, à l'aide du microscope, découvert des zoospermes ; ils étaient absents quand la viscosité était moins grande : on voyait alors une multitude innombrable de petits globules assez semblables à ceux de la fécule , moins leur brillant argenté.

Le muco-pus visqueux, filant, celui qui sortait en pelotons, en filaments, ne venait-il pas d'une sécrétion altérée de la prostate? Le muco-pus blanchâtre, crayeux, ne provenait-il pas de la portion prostatique de l'urètre? La matière muqueuse blanche, granuleuse, n'était-elle pas du sperme mélangé à du mucus prostatique?

26. Le linge taché par du mucus ordinaire répétait la couleur de ce fluide sans aréole ; dans la blennorrhagie, il était tenace; dans les blennorrhées, il se réduisait en poussière par la dessiccation. Quand c'était du fluide prostatique, le linge était empesé; si c'était du sperme, il était empesé aussi, mais plus ferme, et la tache était plus grisâtre; vu au microscope, le lavage renfermait des animalcules. Toutes les fois qu'on veut bien juger de la couleur du muco-pus desséché, il faut le déposer sur un morceau de papier blanc bien collé.

27. Toutes les fois que, dans une blennorrhée, des causes d'excitation ou d'irritation de l'urètre avaient agi, la sécrétion, de blanche et de fluide qu'elle était, devenait épaisse et jaunâtre.

28. Au lieu de muco-pus, on voyait souvent, dans les blennorrhées obscures,

sortir de l'urètre des filaments blanchâtres ou des pelotons qui se mêlaient aux urines. On aurait pu croire qu'il n'y avait point de suintement; mais en faisant uriner le malade sur un morceau de linge dont on recouvrait le vase urinaire, on retrouvait ces pelotons et ces filaments sur ce philtre. Les prétendues *chaude-pisses sèches* des auteurs méritent-elles cette dénomination?

29. Dans quelques blennorrhées, le canal était dur, tendu, avec des érections souvent répétées et insupportables, quoiqu'il n'y avait dans aucun point des douleurs ni vives, ni poignantes; la verge était pesante, et dans ce cas, le jet de l'urine était petit, embarrassé. Pendant tout le temps que duraient les érections, la verge était courbée en bas, le canal de l'urètre fortement tendu, et les corps caverneux gonflés, mais non endurcis.

30. Dans d'autres circonstances, le canal de l'urètre restait mou, quoique les érections fussent vives.

Dans le premier cas (29), y avait-il une phlegmasie qui envahissait les parties sous-jacentes à la membrane muqueuse? N'était-ce pas l'engorgement du canal ou le gonflement de la membrane muqueuse, qui produisait l'exiguité du jet de l'urine?

Dans le second cas (30), l'irritation était-elle seulement bornée à la membrane muqueuse?

31. Dans certaines blennorrhées, cet engorgement sous-muqueux se remarquait dans divers points du canal; dans d'autres blennorrhées, rien de semblable n'existait.

32. Au lieu d'un engorgement qui occupait un certain espace, on sentait de petits corps arrondis, durs, et le plus souvent mobiles.

Ces corps étaient-ils des ganglions lymphatiques engorgés?

33. L'énergie, le retour, la continuité ou l'absence des érections, ne coïncidaient pas avec l'intensité ou un faible degré de la phlegmasie; mais les érections étaient toujours d'autant plus fortes et plus durables, que la dureté, suite de l'engorgement du canal, était plus considérable, qu'elle se remarquait plus profondément.

Les érections étaient elles excitées par l'engorgement sous-muqueux?

34. Quand dans une blennorrhagie simple, ou un écoulement blennorrhagique ordinaire, des érections étaient énergiques et durables, que des pensées lascives, des lectures obcènes, la présence d'une femme, des attouchements impudiques, ramenaient ces érections ou entretenaient une excitation dans les organes génitaux, on voyait tout à coup survenir une irritation inaccoutumée, une sécrétion très abondante de mucus gélatineux, plus ou moins clair, filant se faire, accompagnée d'envies fréquentes d'uriner, de pesanteur à l'anus; les envies d'uriner étaient d'autant plus pressantes que la douleur, quand elle existait, se rapprochait de l'anus. Dans ces cas, une blennorrhée très difficile à guérir succédait presque toujours.

Ces phénomènes n'indiquaient-ils pas que le siége de l'écoulement était passé dans la région prostatique, que la prostate activait sa sécrétion?

35. Les révulsifs spéciaux (copahu, cubèbe, etc.) n'agissaient pas également bien sur tous les écoulements: ils échouaient complétement quand il y avait dureté, tension, engorgement du canal; et jusqu'à ce que ces phénomènes fussent dissipés, ils diminuaient quelquefois l'écoulement, mais ils ne le tarissaient pas, ou bien si, pendant 8, 12 ou 15 jours, on croyait la cure parfaite, une nouvelle sécrétion, non provoquée, ou peut-être excitée par un régime trop copieux,

trop stimulant, ou par la masturbation ou le coït, faisait évanouir les espérances de succès.

Il y avait donc des cas et des circonstances propres à l'emploi des révulsifs? Il y avait des moments où ils étaient curatifs, et d'autres où leur action était nulle, incertaine?

36. Quand le traitement antiphlogistique, avait calmé les phénomènes d'irritation, les révulsifs spéciaux manquaient rarement leur effet.

57. Quand après le traitement antiphlogistique, il restait quelque engorgement dans le canal, les révulsifs spéciaux n'avaient plus la même efficacité.

38. Dans le cas où l'irritation (moins l'engorgement sous-muqueux), n'était pas entièrement vaincue, ces révulsifs semblaient anéantir les restes de cette irritation, et faire cesser en même temps la douleur et l'écoulement.

59. Au contraire, dans ces cas, accompagnés de dureté, de tension, d'engorgement du canal, les phénomènes d'irritation étaient accrus, et l'écoulement augmenté.

40. Quand, dans des cas simples, on donnait dès le début, à haute dose, les révulsifs spéciaux, sans tenir compte des phénomènes d'irritation, on obtenait une guérison prompte, hors le cas où il existait des engorgements dans quelques parties du canal.

41. Lorsqu'une douleur restait fixée au périnée et aux environs de l'anus, les révulsifs spéciaux faisaient accroître les phénomènes d'irritation qui obligeaient à revenir au traitement antiphlogistique, et, dans ces cas, la guérison était difficile à obtenir.

Dans toutes ces circonstances, n'était-il pas facile de saisir les indications? Nous reviendrons sur ce sujet dans les différentes parties de cet ouvrage.

42. Rarement, dans les cas de blennorrhée, les révulsifs spéciaux avaient du succès. Si l'on obtenait la disparition de l'écoulement, cette disparition n'était pas définitive: on voyait la sécrétion reparaître. Alors, changeant de médications, on parvenait au même résultat, et l'on épuisait successivement, et toujours avec le même insuccès, la liste des médicaments que l'empirisme et le charlatanisme ont fait si longue.

Ne voit-on pas aujourd'hui des blennorrhées lasser la patience des malades et des médecins, faute d'être soignées par ceux-là, et reconnus par ceux-ci?

Si, dans ces cas, il n'y avait eu qu'un ou plusieurs points de phlegmasie chronique, n'aurait-on pas pu les déplacer ou les faire disparaître? Les insuccès des révulsifs n'annoncent-ils pas qu'il y avait une lésion organique, que le tissu malade avait changé de forme, de mode, d'action, de vitalité? On verra bientôt que notre définition et nos vues sur la lésion pathologique des blennorrhées, surtout de celles qui datent de loin, et se sont montrées rebelles aux médications ordinairement en usage, répond aux faits dont nous venons de présenter les résultats généraux.

45. Dans ces cas, le traitement antiphlogistique n'avait pas un succès plus certain.

44. Dans les blennorrhagies aiguës, un suintement intarissable suivait assez souvent un traitement dirigé en vue seulement de faire cesser les phénomènes inflammatoires.

Le traitement antiphlogistique était-il insuffisant? Aurait-on vu ce résultat si les révulsifs spéciaux eussent suivi l'emploi des saignées locales, des bains et du régime diététique?

45. Les mêmes résultats se remarquaient après un traitement fait au moyen des révulsifs administrés sans préparation.

N'était-il pas évident que ces traitements exclusifs ne convenaient pas au plus grand nombre des blennorrhagies et des blennorrhées, c'est-à-dire à celles qui constituaient des espèces où les modifications et les lésions de tissu sont diverses?

46. Les blennorrhagies sur-aiguës cédaient sans retour, et sans laisser de suintement, à un traitement antiphlogistique actif. C'étaient toutes celles qui s'offraient avec des phénomènes inflammatoires très intenses, dont l'invasion était récente, chez des individus qui n'avaient eu précédemment aucun écoulement, chez ceux qui, en ayant été affectés, n'en avaient conservé aucune trace. Quand la phlegmasie était énergiquement combattue, on obtenait sa prompte résolution, et l'emploi des révulsifs devenait inutile.

47. L'usage des injections irritantes était presque toujours nuisible ; celui des injections astringentes rarement efficace : il était difficile de trouver le moment de les employer.

Nous verrons, à l'article traitement général, quelles sont les règles qu'on doit suivre pour obtenir des succès en conseillant l'usage des injections.

48. Un certain nombre de blennorrhées cédaient à des moyens simples; d'autres blennorrhées lassaient tous nos efforts.

Ces résultats étaient-ils dus au siége qu'elles occupaient et qui restait inconnu, et à la nature de la lésion organique, qui était ignorée?

49. Dans les cas rebelles, le séjour prolongé de sondes ou de bougies dans l'urètre, une injection irritante, ramenaient un état aigu du canal, qui, combattu par un traitement énergique cédait quelquefois en peu de jours, sans que le suintement reparût. Plus souvent l'affection, redevenue aiguë, s'étendait aux testicules, à la vessie, et amenait des accidents graves, qui laissaient après leur disparition, l'affection primitive augmentée, et plus rebelle encore aux moyens de traitement.

50. L'emploi des bougies médicamenteuses laissées peu de temps dans le canal procurait souvent des cures inespérées. Mais si leur volume était trop considérable, ces bougies produisaient une irritation, suivie d'écoulement d'un mucus jaune laissant sur le linge une aréole d'un blanc sale.

51. L'introduction momentanée de mèches était efficace aussi dans une foule de cas désespérés.

Nous insisterons sur l'usage des moyens dont nous venons de parler, quand nous parlerons du traitement général des blennorrhagies et des blennorrhées.

Combien ces remarques pratiques, et beaucoup d'autres encore dont nous parlerons, remarques répétées tous les jours sur 60 ou 80 malades affectés d'urétrites aiguës et chroniques, durant une période de 18 ans (de 1825 à 1842), ne devaient-elles pas exciter de doutes, d'incertitudes dans notre esprit?

Les différences que nous observions dans les blennorrhagies et les blennorrhées, et dans les résultats que nous obtenions, nous les avons d'abord rapportées à l'intensité, à la température, aux saisons, au climat, aux habitudes des hommes malades, à leur idiosyncrasie. Sans doute, ces influences ne doivent pas être négligées. Mais agissaient-elles seules? Nous avions peine à nous l'expliquer, et dès lors notre traitement, dont la base était cependant fondée, puisque alors nous agissions presque toujours, et avec vigueur, contre l'élément inflammatoire, notre traitement trop exclusif, était souvent insuffisant.

Occupé de cette idée, nous avons abandonné le traitement antiphlogistique actif (si ce n'est dans les cas d'inflammation bien décidée et de douleurs intenses) pour recourir, dès l'abord, aux révulsifs spéciaux et aux injections astringentes ; mais nous avons dû abandonner aussi cette méthode.

Nous voyions des suintements après la méthode antiphlogistique ; nous en voyions un plus grand nombre après la méthode révulsive. Nous voulions arriver à ne plus constater ce fâcheux résultat, et c'est alors que nous avons pensé qu'en combinant les deux méthodes, ou plutôt en les employant dans des temps divers de la cure, l'une contre l'inflammation, l'autre contre la sécrétion anormale, nous aurions des avantages incontestables. Dès lors, les suintements sont devenus plus rares ; mais il y en avait qui résistaient à tous nos efforts, d'autres s'en irritaient ; et, de guerre lasse, nous les abandonnions à la nature, qui, comme nous, sans doute, ne savait qu'en faire : le traitement combiné était donc encore insuffisant ?

Un praticien qui voit, dans un temps donné, une grande quantité de cas de la même maladie, avec un aspect analogue, des symptômes pareils, et une terminaison identique, modifie et agrandit le cercle de ses idées sur l'affection elle-même.

52. Pendant l'été de l'année 1825, chez un grand nombre de soldats qui revenaient de Reims après le sacre de Charles X, nous avons observé des blennorrhagies dont les symptômes variaient : tantôt nous remarquions une rougeur et un gonflement inaccoutumés du gland, un engorgement considérable du canal de l'urètre. Ces blennorrhagies, très difficiles à guérir, résistaient au traitement antiphlogistique timidement employé, et à l'administration peut-être trop hâtive des révulsifs spéciaux et des injections. Beaucoup de malades que nous supposions guéris rentraient au Val-de-Grâce avec des blennorrhées rebelles ; d'autres restaient dans notre service, leur maladie passant plusieurs fois de l'état aigu à l'état chronique, et de celui-ci à celui-là.

Quelles étaient les causes de ces insuccès ? Nous avons cru d'abord que cette espèce d'urétrite dépendait de débauches, d'abus des liqueurs alcooliques, des fatigues du voyage, et peut-être de l'échauffement des femmes publiques, qui, soit par ordre, soit par instinct de métier, avaient suivi le cortége du roi, comme cela se pratiquait anciennement quand des fêtes avaient lieu dans quelque ville. Mais nous avons été bientôt détrompé, en remarquant cette même espèce de blennorrhagie chez des soldats qui n'avaient pas quitté Paris, et chez des malades en ville.

53. Parmi ces blennorrhagies remarquables dont nous parlons, les unes ne nous offraient qu'un engorgement léger du canal de l'urètre : elles étaient faciles à guérir ; les autres nous présentaient des phénomènes inflammatoires très intenses, avec un engorgement considérable de l'urètre : celles-ci étaient presque incurables.

Cette observation pratique, jointe à celles qu'on a lues plus haut, ne nous démontrait-elle pas évidemment qu'il y avait des blennorrhagies superficielles, n'attaquant que la surface de toute la membrane muqueuse (celles que nous nommerons érythémoïdes), et d'autres, au contraire, qui envahissaient l'épaisseur de cette membrane et les tissus sous-jacents (celles que nous appellerons dermoïdes;

C'est de cette époque que date la distinction que nous avons faite entre les différentes espèces de *blennorrhagies générales;* les unes *érythémoïdes* ou superficielles; les autres *dermoïdes* ou profondes.

54. Si, dans ces dernières blennorrhagies, nous ne combinions par le traitement de manière à combatttre successsivement les trois éléments qui constituent la maladie, savoir : 1° l'élément qui en formait la nature ; 2° l'engorgement de la membrane muqueuse et des parties sous-jacentes qui en résultait, eu égard aux causes, à l'idiosyncrasie et à la disposition organique des sujets ; et 3° l'écoulement, qui était l'effet de l'un et de l'autre, nous n'obtenions aucun succès.

55. Si, par des moyens appropriés et actifs, nous parvenions à obtenir en peu de jours la résolution de la maladie et de l'engorgement, nous guérissions d'une manière certaine ; mais ces cas étaient rares.

56. Il arrivait souvent qu'après la chute de l'élément inflammatoire, irritatif ou catarrhale, l'engorgement subsistait : l'écoulement alors ne cédait pas aux révulsifs spéciaux ; les injections étant mal supportées, survenait l'état chronique et l'écoulement ne s'arrêtait que lorsque l'engorgement était entièrement dissipé. N'était-ce pas une preuve que la maladie n'était pas détruite, tant que l'engorgement subsistait? que dans ce cas, les révulsifs, les injections et même les antiphlogistiques, n'avaient plus aucune action? C'était donc l'engorgement qui entretenait l'écoulement ; il importait de le faire disparaître: Nous ferons connaître les moyens qui nous ont réussi dans ce cas.

Maintenant que l'observation nous a appris qu'il existe des blennorrhagies et des *blennorrhées avec ou sans engorgement sous-muqueux,* poursuivons nos remarques pratiques, et cherchons si de nouvelles observations ne nous feront pas découvrir des blennorrhagies et des blennorrhées partielles, ou bornées à un ou à plusieurs points du canal de l'urètre. Cette étude est capitale dans l'histoire de la blennorrhée; nous l'avons faite avec tout le soin qu'elle exige ; le succès qu'elle faisait espérer dans la pratique ne nous a pas fait défaut. Les remarques qu'on a lues plus haut, y ont trait d'une manière générale.

57. D'après ce que nous avons dit, on a pu voir que la douleur ne siégeait pas toujours dans le même point du canal, et que la nature de l'affection n'était pas la même dans tous les cas. On a vu aussi combien les phénomènes variaient ; et si l'on a résolu avec nous, par l'affirmation, les questions que nous avons posées à la suite de ces remarques, on se convaincra que nos recherches étaient utiles, fructueuses, et que nous devions constater l'existence de blennorrhagies et de blennorrhées dont le siége occupe exclusivement les différentes parties de l'urètre.

58. La blennorrhagie de la portion de l'urètre embrassée par le gland a d'abord fixé notre attention. Nous observions que la douleur était concentrée dans la région balanienne, qu'en pressant le gland entre deux doigts, il nous semblait qu'une grosse bougie y était introduite ; il y avait un engorgement sous-muqueux de cette partie du canal. Le muco-pus était assez abondant, épais, jaune ou jaune-verdâtre; il sortait goutte à goutte ; sa quantité n'augmentait pas sensiblement quand on pressait l'urètre d'arrière en avant ; le reste du canal était insensible, paraissait libre, exempt de lésion. Cette blennorrhagie, dont nous parlerons en détail, nous l'avons appelée *balanurite.* Nous avons observé plusieurs espèces de blennorrhées qui y correspondent : nous les désignerons sous le nom de *blennorrhées* balanuriques.

59. L'engorgement sous-muqueux du canal envahissait quelquefois le gland

qui devenait dur, tendu ; suivant la nature de l'engorgement il était blanc ou rougeâtre ; on aurait pu croire à un squirre du gland : le cancer de cet organe ne
serait-il pas l'effet d'une dégénérescence de l'affection dont nous parlons ? C'était
une espèce d'éléphantiasis.

60. Très fréquemment nous observions que la douleur siégeait dans la partie
libre de la verge, entre la fosse naviculaire et la région du bulbe. Cette douleur
semblait y être fixée ; elle augmentait surtout pendant les érections et par la
compression du gland : tous nos soins tendaient à la vaincre ; mais après sa disparition, il restait une gêne, un poids incommode dans la partie souffrante, et
en la palpant nous y reconnaissions un engorgement qui n'existait pas ailleurs.
Dans les cas les plus simples, les antiphlogistiques, après nous avoir fait obtenir
la résolution du point phlegmasié, suffisaient pour tarir l'écoulement, ou cédaient à quelques doses de copahu, de cubèbe, à des injections astringentes.
Dans d'autres cas, le suintement survivait à sa cause apaisée ou détruite, malgré
l'emploi des révulsifs et des injections.

Cette différence tenait-elle à ce que chez les premiers, l'irritation n'avait laissé
aucune trace dans les tissus, et que, chez les derniers, il subsistait un engorgement sous-muqueux ?

61. Un engorgement sous-muqueux très douloureux et d'une étendue variable
se formait sur la partie libre de l'urètre, au-dessous de la fosse naviculaire, ou
bien c'était une tumeur de la grosseur d'un pois, qui, en grossissant, rétrécissait
cette portion du canal, et gênait l'excrétion des urines, sans présenter aucun
signe évident d'inflammation ; ou après des douleurs intenses survenues tout
à coup, on voyait apparaître cette tumeur. Dans l'un et l'autre cas, plus prompt-
tement dans le dernier que dans le premier, il sortait de l'urètre du pus mêlé
de sang et d'urine, et plusieurs jours après les accidents étaient apaisés ; tout
rentrait dans l'état normal.

Pouvait-on douter que cette tumeur ne fût formée par un abcès développé
dans les parois de l'urètre, et qui s'était ouvert dans le canal ?

Cette blennorrhagie dont nous venons de parler, nous l'avons nommée *pénisurite*. Nous décrirons plus tard des *blennarrhées pénisuriques*.

62. Dans des cas de blennorrhagies chroniques, dont le suintement avait résisté
à tous nos moyens de traitement, nous voyions bientôt le jet de l'urine se rétrécir, les malades, pendant la durée d'érections assez fréquentes, éprouvaient
une gêne gravative en avant du périnée, à la courbure de la verge ; le gland se
gonflait ; il était d'une couleur violacée qu'il conservait chez un grand nombre
d'hommes pendant l'état de repos de la verge.

63. Nous avons cru d'abord qu'il existait un rétrécissement de l'urètre : en
effet, en sondant le malade avec une bougie à bouton, l'instrument, si le bouton
était gros, était arrêté par une sorte de tumeur à la région du bulbe ; puis après
avoir affaissé un corps mollasse, il pénétrait plus profondément sans obstacle ; en
l'ôtant, il arcboutait contre la tumeur ; ou bien, si nous nous servions d'un
porte-empreinte, le pinceau de cire, après avoir pesé sur cet obstacle, rapportait
une masse courbée, et dans l'un, comme dans l'autre examen, l'instrument était
teint de sang, ou une hémorrhagie avait lieu. Si nous nous servions d'une bougie
pointue, en pesant fortement sur elle dans l'endroit où elle était arrêtée (à la
région du bulbe), nous sentions qu'après avoir pénétré dans un tissu mou, elle
s'arrêtait bientôt. En la retirant, elle était courbée, contournée, teinte de sang ;
quelquefois il s'écoulait du sang noir et coagulé ; assez souvent il se manifestait

une hémorrhagie inquiétante. On lira plus loin des observations fort remarquables à ce sujet.

Existait-il un polype, une végétation que nous déchirions, et qui saignait après chaque tentative de catéthérisme? Mais en voyant toujours se reproduire le même phénomène, n'avons-nous pas dû croire à un gonflement anormal ou à une lésion du bulbe de l'urètre?

64. Cette remarque pratique ne devait-elle pas nous mettre en garde contre les dangers du catéthérisme, et contre les suites fâcheuses des cautérisations, dans le cas de blennorrhées de cette espèce? Il nous est souvent arrivé de forcer l'obstacle ou de porter le caustique dans ce lieu rétréci accidentellement, tantôt pour pénétrer de vive force dans la vessie, tantôt pour détruire un rétrécissement ou une végétation, et, soit immédiatement, soit au moment de la chute de l'escharre, des hémorrhagies se manifestaient. Nous aurions pu les pronostiquer, car la sonde était rougie par le sang, et le porte-caustique rapportait sa cuvette pleine d'un sang noir et coagulé.

65. Dans un grand nombre de cas plus simples de blennorrhée, la bougie boutonnée ne rencontrait aucun obstacle jusqu'au bulbe, et aucune douleur n'était manifestée; mais, arrivée au bulbe, la bougie était arrêtée, et après un temps d'arrêt, elle pénétrait en faisant éprouver une douleur assez vive, qui tantôt se continuait jusqu'au col vésical, ou ne se renouvelait qu'à ce dernier lieu. N'y avait-il pas alors gonflement anormal du bulbe, et au-dessous un point de phlegmasie latente qui était circonscrit et se répétait au col de la vessie, ou se continuait du bulbe à ce dernier point?

Nous avons nommée cette affection *bulbosurite*, à laquelle répondent des blennorrhées bulbosuriques.

66. Nous avons souvent observé qu'à la suite de blennorrhagie grave et de blennorrhée de longue durée, le bulbe de l'urètre et la prostate étaient enflammées. Dans la première maladie, les érections déterminaient une supersécrétion de la prostate, et dans la dernière elles amenaient le gonflement anormal du bulbe, avec ou sans lésion manifeste.

Toute affection blennorrhéique sous ces formes, a-t-elle ce double résultat? Les érections en seraient-elles la cause?

67. En examinant cette question d'une manière expérimentale sur un grand nombre de sujets, nous avons reconnu que presque tous ceux qui avaient abusé de la masturbation, de liqueurs alcooliques ou excitantes, qui avaient fait des excès avec les femmes, ou étaient demeurés habituellement dans un état d'érection durable, présentaient un gonflement anormal du bulbe, un engorgement avec ou sans supersécrétion de la prostate et une vive excitation des parties voisines du col de la vessie.

68. Dans d'autres circonstances, nous remarquions que, chez des hommes atteints de blennorrhagies ou de blennorrhées, les testicules devenaient pesants, légèrement gonflés, endoloris, avec un sentiment de gêne, de poids au périnée, où une pression un peu forte développait une véritable douleur. Tout à coup l'épididyme de l'un des testicules devenait très douloureux, très gonflé, avec ou sans rougeur au scrotum.

Pourquoi cette coïncidence dans ces phénomènes? Y avait-il une phlegmasie dans la portion membraneuse de l'urètre qui se communiquait par les canaux spermatiques à l'organe séminale et principalement au corps d'hygmore, et à l'épididyme?

69. Lorsque dans les blennorrhées de cette espèce, on introduisait et on laissait à demeure des bougies dans le canal, il arrivait souvent qu'une épididymite se manifestait ; on la voyait aussi survenir après des injections caustiques, l'usage des liqueurs alcooliques, une marche forcée, un coït prolongé, des érections soutenues, la masturbation...

70. Quand la portion membraneuse de l'urètre était touchée par une sonde ou une bougie boutonnée, la douleur ressentie était extrêmement vive.

71. Dans certaines blennorrhées douloureuses de cette espèce, il y avait sécrétion de muous jaune ou blanc-grisâtre, des pertes involontaires de semence ; le sperme mal lancé sortait en bavant de l'urètre, presque aussitôt que le pénis était introduit dans le vagin ; la vue ou l'attouchement d'une femme, une pensée lascive, une lecture érotique, suffisait pour donner lieu à l'éjaculation de la liqueur prostatique.

Dans ce cas l'excitation se communique-t-elle à la prostate, aux canaux éjaculateurs et aux vésicules séminales, pour produire la sécrétion surabondante du mucus, l'éjaculation gênée, hâtive, ou involontaire de la liqueur séminale ou prostatique? Cette affection, nous l'avons nommée *membranurite à l'état aigu,* et *blennorrhée membranurique à l'état chronique.*

72. Il nous restait à rechercher l'existence d'une dernière espèce de blennorrhagie et de blennorrhée, dont les symptômes obscurs et persistants étonnaient notre observation. Cette affection, soit aiguë, soit chronique, se manifestait avec ou sans écoulement, s'accompagnait (surtout la blennorrhée), de phénomènes nerveux les plus insolites, et portait dans les viscères les plus singulières influences.

Nous savions que les auteurs admettaient des blennorrhagies qu'ils nommaient *chaudepisses sèches* ; mais où trouver une bonne description de cette maladie de l'urètre? Quelle lumière pâle et sans vigueur nous donnait la lecture de quelques rares observations? où siégeait cette maladie ? quelle en était l'essence? était-elle inflammatoire ? était-elle nerveuse ? nous penchions à croire qu'elle dépendait d'une névralgie de l'urètre, et plein de confiance dans l'opinion des auteurs, nous pensions qu'il y avait absence de sécrétion. Mais cette opinion était une erreur, car nous observions souvent un véritable écoulement après un repas copieux, une mauvaise digestion, le refroidissement des pieds, l'usage des alcooliques, la manifestation d'érections vives et soutenues, la masturbation, des cohabitations répétées, un voyage, une marche à pied, une course longue faite à cheval ou dans une voiture mal suspendue, des rêves lascifs, des lectures obscènes ; en un mot, après toute cause qui, directement ou indirectement, venait exciter l'action de l'organe génital. Il y avait alors une douleur sourde au périnée, vers l'anus, avec des envies très fréquentes d'uriner, des spasmes dans l'urètre ou vers le col vésical, qui semblaient arrêter momentanément la miction ou rétrécir le jet des urines. A la suite de cette surexcitation, on voyait aussi dans le fluide urinaire des flocons blanchâtres, des filaments et un dépôt de matières blanches, visqueuses; souvent, il sortait de l'urètre avec le premier jet de l'urine, un peloton qui semblait momentanément l'arrêter ou ralentir son cours, et dans les dernières gouttes de ce fluide, excrétées avec une sorte de spasme, ou des contractions vives et répétées des muscles du périnée, on remarquait une matière blanche et visqueuse qui y était mêlée; quelquefois, cette matière ressemblait à du lait trouble ou caillebotté, à une sorte de caseum blanchâtre ; il arrivait aussi qu'il sortait en abondance de l'urètre, un fluide incolore, visqueux et filant. Pendant la défécation, rare et difficile, on voyait un fluide semblable au sperme, sortir de l'urètre. Quelques gouttes seulement de cette liqueur étaient évacuées, ou sa quantité pouvait s'élever jusqu'à une cuillerée à café et même à une cuillerée à soupe. Cette excrétion, quand elle était considérable affaiblissait le malade. Hors le temps de cette excrétion, les urines tamisées sur un linge de toile, y déposaient les flocons et les filaments dont nous avons parlé.

Il y avait, comme nous l'avons déjà dit, des signes de rétrécissement sans obstacle manifeste au cours des urines, dans le canal de l'urètre. Plusieurs malades atteints de ces sortes de blennorrhées languissaient, et dépérissaient de jour en jour, sans que nous pussions trouver en eux la cause des changements qui se manifestaient dans leur organisme; quelques uns étaient atteints d'hypochondrie, de découragement qui allait jusqu'au délire. Nous observions des gastralgies, des entéralgies, des céphalées habituelles ou intermittentes, des affections nerveuses de toute espèce, et nous les voyions maigrir, s'émacier, perdre la mémoire; leur intelligence s'affaiblissait, leurs facultés mentales s'anéantissaient. Ennuquesau moral comme au physique, ils étaient réduits à sentir leur nullité, à perdre l'espoir de guérir. Ceux chez qui les principes de morale et de religion n'avaient pas été bien posés, s'abandonnaient au désespoir, maudissaient la vie, et formaient le projet coupable d'en finir violemment avec une existence qui débordait d'amertumes, de souffrances et de misères.

Cette affection si bizarre, si trompeuse, ce cortège de maladies si difficiles à rallier à une cause morbide, pouvaient-ils provenir d'une blennorrhée? Le temps, l'observation et l'étude nous ont pourtant prouvé que la blennorrhée était la cause primitive de tous ces maux. Mais cette lésion siégeait-elle dans les parties les plus profondes du canal de l'urètre? était-elle aux limites du col vésical? delà remontait-elle soit effectivement, soit par extension nerveuse aux organes urinaires? était-elle aux lieux où s'ouvrent les canaux excréteurs de la semence? se communiquait-elle à la prostate? suivait-elle les routes de la liqueur prolifique, et delà, allait-elle aux testicules activer une sécrétion qui, rendue dans les vésicules séminales, en était presqu'aussitôt expulsée avec les urines, ou perdue sans plaisir, sans contact, sans l'acte préalable de la volonté? nous donnerons la solution de ces questions lorsque nous étudierons la blennorrhée dont nous voulons parler. En attendant, disons qu'il y avait là une affection complexe que nous avons nommée *blennorrhagie prostaturique* à l'état aigu, et *blennorrhée prostaturique* à l'état chronique. Nous verrons quelles influences ces maladies négligées ou mal traitées, peuvent avoir sur l'organisme entier.

Si nos observations sont exactes, si nos remarques sont justes, relativement à la classification et aux espèces de la blennorrhagie et de la blennorrhée, nous pouvons, en tirer les corollaires suivants :

Il existe des *blennorrhagies générales* et des *blennorrhagies partielles.*

Les unes et les autres sont *érythmoïdes*; n'attaquant que la superficie de la membrane muqueuse, à l'instar de l'érésypèle; ou *dermoïdes*, envahissant toute l'épaisseur du derme de la membrane muqueuse, et même les tissus subjacents.

Les blennorrhagies générales sont celles qui siègent dans toute l'étendue de l'urètre à la fois.

Les blennorrhagies partielles n'occupent que différents points isolés du canal. Nous avons distingué ces dernières sous les noms :

1° De BALANURITES, quand elles ont leur siége dans la portion de l'urètre embrassée par le gland.

2° De PÉNISURITES, lorsqu'elles existent dans la partie libre du canal urinaire, intermédiaire au gland et au bulbe.

3° De BULBOSURITES, quand l'affection est au bulbe de l'urètre.

4° De MEMBRANURITES, quand c'est la partie membraneuse qui est malade.

Et 5° de PROSTATURITES, lorsque l'affection se trouve dans la portion de l'urètre correspondante à la prostate.

A ces blennorrhagies répondent des *blennorrhées générales*, rarement observées ; et des *blennorrhées partielles*, plus fréquentes, que nous avons nommées : BLENNORRHÉES BALANURIQUES, PÉNISURIQUES, BULBOSURIQUES, MEMBRANURIQUES et PROSTATURIQUES.

Les blennorrhées partielles sont essentielles, d'emblée ; elles succèdent plus souvent aux blennorrhagies générales et partielles.

En effet, avec le temps, selon la cause, suivant les moyens de traitement employés contre l'état aigu, les points les plus malades se circonscrivent ; des transformations variées de la membrane muqueuse et des tissus sous-jacents s'opèrent. Dans ces parties de l'urètre, dans la muqueuse surtout, on observe des granulations, des papules, des végétations, des érosions, des ulcères. Dans les tissus sous muqueux, il se forme une sorte de dureté parcheminée, une substance comme fibreuse ou cornée par plaques qui, suivant la lésion, détruisent la sensibilité, constituent des obstacles isolés ou annelés qui s'opposent à la libre excrétion des urines. Les glandes de l'urètre se gonflent, les tissus environnants s'engorgent ; on y voit des concrétions, des abcès ; des tubercules y naissent, s'agglomèrent, s'amollissent, suppurent et ulcèrent les parois de l'urètre.

On peut juger de l'importance des distinctions établies plus haut, sous le rapport du diagnostic et de la pratique. Certainement, le traitement de l'une des espèces ne saurait convenir à une autre espèce. Est-ce pour n'avoir pas saisi ces différences, que les blennorrhées ont succédé si souvent aux blennorrhagies ; que les rétrécissements de l'urètre sont devenus si fréquents, et que les maladies de l'appareil génito-urinaire ont causé tant de ravages ? Comment en aurait-il été autrement ? On ne voit d'ordinaire dans une blennorrhagie, quelle qu'elle soit, qu'un écoulement de muco-pus ; on ne dirige le traitement que dans la seule vue de le tarir, sans songer aux causes qui l'entretiennent, et à la lésion organique qui le produit.

Il faut avec soin rechercher la cause des espèces dont nous offrirons de nombreux exemples. Leur traitement ne réclame-t-il pas de particulières modifications?

Il faut, comme nous l'avons déjà dit, remonter presque toujours jusqu'à la blennorrhagie, ou jusqu'aux causes qui ont pu la faire naître d'emblée. N'est-ce pas ainsi qu'on étudie avec fruit la maladie dont nous faisons l'histoire?

Ce traité de la blennorrhée sera donc aussi un traité de la blennorrhagie; mais nous ne nous occuperons de cette dernière affection que pour éclairer la première.

C'est dans ce but que nous avons analysé les opinions des auteurs sur la blennorrhagie et sur la blennorrhée, que nous avons demandé aux faits qu'ils ont rapportés, les enseignements qui pouvaient nous faire arriver à des applications pratiques. Aussi, il nous a fallu d'abord examiner les noms donnés à ces maladies; remonter à leur origine ou première apparition; interroger les lésions organiques qu'elles laissent dans l'urètre; juger une à une l'action de leurs causes, aussi nombreuses que variées; assigner le siège qu'elles occupent, la nature que dévoilent leurs symptômes; suivre les influences qu'elles répandent d'abord autour de la partie de l'urètre où elles ont établi domicile, puis dans les organes voisins, et enfin dans tout l'organisme; apprécier les indications et les contre-indications qu'elles offrent dans l'emploi des moyens thérapeuthiques connus et des nouvelles médications. Ces connaissances préliminaires nous ont rendu faciles, et la description de chaque espèce de blennorrhagies, de blennorrhées, et l'application des règles et du traitement qu'il convient de suivre pour arriver à une guérison solide. La question relative à la contagion de la blennorrhée, si négligée, et pourtant si importante sous le rapport de la morale publique, sera jugée, d'après les faits, avec le soin qu'elle exige, et l'intérêt qu'elle inspire aux médecins consciencieux.

En nous livrant à ces études, nous avons réduit autant qu'il nous a été possible, à leur juste valeur, des propositions trop générales, des vues théoriques et pratiques d'une autre époque de notre vie médicale; et comme nous l'avions déjà fait dans nos lettres, laissant de côté les vaines disputes qu'enfantent les hypothèses, nous ne nous sommes attaché qu'aux choses pratiques, les discutant, chacune en son lieu, l'esprit dégagé de toute idée de doctrine qui aurait l'exclusion pour principe.

Le traitement de la blennorrhée exige du médecin spécialiste quelque habileté dans le diagnostic et dans le maniement des choses médicales. Aussi, doit-il appeler à son aide les ressources de l'analyse et de la médecine, car ce n'est pas seulement des lésions du canal de l'urètre qu'il doit s'occuper; il est des états morbides de l'organisme à modifier, des causes à chercher ou à éloigner, une diététique appropriée à régler, un traitement général et local à appliquer.

En effet, presque toujours, pour asseoir le traitement sur des bases solides, il faut interroger la vie toute entière de l'homme atteint de blennorrhée, saisir son idyosincrasie congéniale ou acquise, s'immiscer dans ses habitudes, ses penchants, ses instincts, son aptitude génitale, sa manière de vivre, et jusque dans son état naturel ou héréditaire de santé; se renseigner enfin de tout ce qui peut assurer le diagnostic et préciser les indications. L'idiosyncrasie individuelle, le genre de vie, les habitudes, impriment aussi un cachet particulier aux blennorrhées. La cause qui les a déterminées, influe souvent sur leur marche, sur la nature des accidents qu'elles font naître, et offrent au praticien des indications rationnelles qui ne doivent pas être négligées.

Les faits n'ont pas manqué à la rédaction de cet ouvrage. Le service des vénériens du Val-de-Grâce, dont la direction nous a été confiée par notre illustre maître, M. Gama, en 1825; notre clientèle de la ville, les écrits qui traitent de la blennorrhagie, de la blennorrhée, des rétrécissements de l'urètre, des affections de la prostate, des pertes séminales et des maladies des organes génito-urinaires, nous les ont abondamment fournis. Mais que de faits à élaguer quand on veut n'employer que ceux qui portent le cachet de la plus stricte exactitude! que de précautions à prendre contre les préoccupations de systèmes, de doctrines, de théories exclusives et de pratiques trop générales! Que faire d'une masse de faits, si l'ordre manque dans leurs détails, si une idée de doctrine ou de système les a dictés; et cependant, qu'en tirer de nécessaire à notre instruction, si l'analyse n'en extrait pas ce qu'il y a d'utile et si une grande pensée d'unité ne dirige celui qui les met en œuvre?

Il était difficile d'écrire ce livre avec l'intention formelle que nous avons eue de respecter la susceptibilité de nos lecteurs, et de rester, relativement aux expressions et aux images, dans les convenances exigées par la pudeur publique : nous avons mis tous nos soins à observer les règles que tracent les convenances sociales et que commandent les bonnes mœurs. Quand des expressions, des traits, des images, des tableaux, des pages entières même, ont dû, par la nature du sujet, être empreintes d'une couleur peu séante, nous en avons affaibli la teinte, autant parce qu'il nous eût répugné de nous livrer au mauvais goût d'un langage érotique, que parce que le livre que nous écrivons pouvait tomber aux mains de personnes étrangères à l'art médical. « Il n'est pas deshonnête, dit le médecin Zopiacus, de dire ou d'écrire des choses qui soient salubres et utiles aux hommes sur l'usage des femmes. » C'est aussi le sentiment d'Épicure qu'on a faussement accusé de mœurs relâchées ; c'est également l'avis de Plutarque. « Ne serait-il pas ridicule, dit Bayle, de prétendre que les médecins ne doivent pas discuter ces choses ? »

Nous n'osons pas nous flatter d'avoir trouvé des armes toujours puissantes contre les blennorrhées et particulièrement contre la blennorrhée prostaturique, la plus importante sans doute par l'obscurité de son diagnostic, la gravité de ses accidents, la difficulté et la longueur de son traitement ; cependant, nous avons obtenu un grand nombre de guérisons inespérées en faisant, suivant les cas et les circonstances que nous indiquerons, un usage rationnel du seigle ergoté, de l'extrait aqueux de ce toxique, du benjoin, de l'acide benzoïque, du tannin cristallisé, seuls ou unis au copahu, au poivre cubèbe, au camphre, au nitrate de potasse, à la jusquiame, à la belladone ; en employant des bains composés, des fumigations, des eaux minérales, naturelles ou artificielles ; en nous servant de bougies en cire, en diachylum, en Vigo cum mercurio, simples ou revêtues d'une couche médicamenteuse ; en introduisant dans l'urètre des mèches, en y portant des cautérisations à demeure ou transcurrentes, et en nous aidant de médications appropriées aux causes qu'il nous fallait combattre. Les succès que nous avons obtenus, les tentatives infructueuses que nous avons faites, seront également rapportées dans les différentes parties de cet ouvrage.

Nous n'avons rien négligé pour arriver à notre but, qui a été celui-ci : PRÉVENIR ET GUÉRIR LA BLENNORRHÉE, OU FAIRE DISPARAITRE LE SUINTEMENT URÉTRAL HABITUEL. L'avons-nous atteint ? Les faits le disent, le public en jugera.

CHAPITRE Ier.

Louable dans son principe, mais non toujours possible dans son application, la pensée rationnelle et philosophique de donner à chacune de nos maladies un nom qui indique à la fois et le lieu malade et la nature de la lésion, a guidé les médecins qui, dans ces derniers temps, ont voulu substituer les noms d'urétrite aiguë et d'urétrite chronique à ceux de blennorrhagie et de blennorrhée urétrales, consacrés par l'usage. Nous-même, dans nos précédents ouvrages, nous nous sommes servi des premières dénominations ; mais en étudiant plus profondement notre sujet, nous avons reconnu qu'elles ne convenaient pas toujours aux divers cas de la maladie, et que les dernières qui désignent un flux de l'urètre, sans en indiquer la cause organique, doivent par cette raison, être conservées. Cette dénomination est vague sans doute, mais elle a l'avantage de ne rien faire préjuger sur le caractère et la nature de la maladie.

Plusieurs siècles se sont écoulés, pendant lesquels la blennorrhagie a été connue sous le nom de gonorrhée. On croyait qu'elle était un flux de semence. Le législateur des Hébreux indique ce flux ; mais Moïse, Celse même, qui se sert d'une expression à peu près semblable pour désigner cette sorte d'écoulement, n'ont point entendu parler d'une véritable perte séminale. N'était-ce pas un écoulement de muco-pus, comme celui de notre blennorrhagie, que le premier, en imposant des lois religieuses et sanitaires à son peuple, et le dernier en compilant ce qui était connu de son temps, ont décrit sous le nom de flux de semence ?

Au sentiment d'Hippocrate, la dysurie, la strangurie, étaient certainement aussi des affections autres que des pertes séminales. Il est impossible de ne pas le reconnaître, en lisant sa description du *tabes dorsalis*. On peut en dire autant de Galien, des médecins arabes surtout, qui désignaient la gonorrhée sous le nom de pissement de pus.

La gonorrhée, suivant Cœlius Aurélianus, est un écoulement de semence aqueuse auquel des fautes de régime, des exercices forcés, l'abus des plaisirs de Vénus donnent lieu.

Sans pousser plus loin nos recherches à ce sujet, bornons-nous à faire remarquer ici, qu'aucun des anciens auteurs qui semblent avoir considéré la gonorrhée comme un flux de semence, n'a indiqué les symptômes graves qui, d'ordinaire, accompagnent les pertes séminales. Arelée de Cappadoce a cherché à les distinguer de la blennorrhagie ; mais il a confondu dans la même description, l'écoulement urétral de la blennorrhagie avec l'écoulement involontaire de sperme, qui mène à la consomption. Il dit que la gonorrhée est une affection désagréable, dégoûtante. L'écoulement, ajoute-t-il, est continu, insensible; il a lieu pendant la veille et pendant le sommeil, sans plaisir; le liquide est impropre à la génération. Les femmes elles-mêmes ont cette maladie; mais l'écoulement a lieu avec démangeaison des parties, sentiment de plaisir et désir impudent du coït. Voilà pour la blennorrhagie et pour la leucorrhée. Mais il ajoute ensuite une série de considérations et de symptômes qui dépendent de la déperdition du sperme, de telle sorte que dans la même page, il y a une confusion d'idées qui frappe l'esprit. Au contraire, Celse et Galien ont parfaitement distingué ces deux affections. Boërhaave est le premier qui affirme que la gonorrhée (c'est-à-dire la blennorrhagie), n'est pas un écoulement spermatique.

Soit qu'ils voulussent marquer le dégoût qu'inspiraient les affections des parties génitales, soit qu'ils voulussent exprimer la douleur cuisante qui était ressentie, les premiers auteurs du moyen âge employaient de particulières expressions pour désigner les écoulements urétraux. Se rapportent-elles toutes à notre blennorrhagie? cela est douteux. Mais quand ceux qui les ont suivis, jusqu'au moment de l'épidémie de Naples (1493), parlent de *l'arsure*, le doute ne trouve plus de place dans l'esprit. On lit à chaque instant les mots de *ardor, calefactio, incendium, d'ardeur d'urine*, dans les écrits de Guy de Chauliac, de Guillaume de Salicet, d'Argeletta, d'Arnaud de Villeneuve, de Valescus de Tarente, appelé aussi Balescon de Thararare, de Lanfranco, et de beaucoup d'autres encore. Ce mot d'arsure se trouve inscrit dans des réglements de police contre les femmes de mauvaise vie, dès les 12e et 13e siècles. Ardern, chirurgien anglais, estimé de son temps, cité par Beckett, se sert des expressions de Burning-Brenning, qui répondent à celles *d'arsure, de chaleur brûlante, de brûlure.*

Employé plus tard par le peuple, le mot chaudepisse, qui peint avec énergie la sensation que fait éprouver le passage de l'urine pendant la miction, s'est conservé jusqu'à nous. Le mot *d'arsure*, qui exprime une chaleur brûlante pendant l'action d'uriner, s'est perdu. Quant à l'expression de *chaudepisse*, aujourd'hui rejetée du langage scientifique, plusieurs médecins l'ont employée pour désigner une urétrite fort douloureuse, avec absence d'écoulement, à laquelle ils donnent encore le nom de chaudepisse sèche. C'est comme nous le verrons plus tard, une des formes particulières de la blennorrhagie et de notre blennorrhée prostaturiques, lesquelles n'existent jamais sans une sécrétion des parties profondes de l'urètre. Il paraît que cette sorte d'affection, fréquente du 11e au 15e siècle, était désignée par son symptôme le plus apparent, celui qui frappait principalement l'esprit des médecins; de là le nom d'arsure, mot qui seul exprime la triple sensation de chaleur, de douleur, d'ardeur d'urine, éprouvée par les malades.

De 1485, époque où disparaissait en Europe la maladie de peau, appelée mal français, jusqu'en 1492, où s'est manifestée à Naples l'affection cutanée appelée *peste marannique*, à laquelle quelques années après se sont jointes des affections génitales, et jusqu'en 1527, où ces maladies ont été mieux connues, on ne trouve plus dans les auteurs aucune mention précise des écoulements urétraux; l'arsure n'est plus dénommée, le peuple ne parle plus de chaudepisse. Ces écoulements avaient-ils disparu ? Non, sans doute, mais il est probable que, devenus rares, ils ont peu fixé l'attention à une époque pendant laquelle d'affreux symptômes répandaient l'épouvante parmi les médecins. Béthencourt est le premier auteur qui, en 1527, a rappelé l'ancienne arsure, et établi une distinction entre l'écoulement urétral et les affections vénériennes proprement dites.

Plus tard, le flux urétral redevient plus fréquent ; on le désigne de nouveau sous le nom de *gonorrhée*. Fallopio, Fernel, Francanzano, Lepaulmier et beaucoup d'autres auteurs, l'appellent gonorrhœa gallica. En employant le mot de *gonorrhœa*, ils n'entendent pas dire qu'il y avait perte de semence, et en se servant de l'épithète *gallica*, ils semblent partager l'erreur des peuples d'Italie, qui croyaient l'affection d'origine française.

Depuis Fallopio jusqu'à ces derniers temps, on n'a plus séparé la gonorrhée des maladies vénériennes, bien que de temps en temps, on reconnaisse que la gonorrhée peut être déterminée par des causes étrangères à l'infection syphilitique.

Dans les 16e, 17e et la première moitié du 18e siècle, on ajoute d'ordinaire au mot de gonorrhée une épithète qui marque sa virulence ou sa simplicité.

Mais de Fallopio jusqu'à Hunter, c'est-à-dire de 1540 à 1784, la gonorrhée est considérée comme un symptôme de syphilis qui, dans tous les cas, ou à de rares exceptions près, peut être suivi d'accidents secondaires et tertiaires. Née de la supposition de l'existence d'un ou plusieurs ulcères dans le canal, cette doctrine était une juste conséquence de l'opinion généralement admise et vraie, que l'ulcère ou le chancre est le symptôme le plus grave et, si j'ose le dire, le plus infectant de la syphilis.

Mais vers la fin du siècle dernier, à l'humorisme succède le vitalisme et le solidisme, qui ne sont plus favorables à cette théorie; l'anatomie des tissus organiques vient éclairer d'un jour nouveau l'histoire des maladies ; les sécrétions normales et morbides sont rapportées à la vitalité des solides. Hunter et B. Bell, imbus de cette nouvelle doctrine, tout en conservant le nom de gonorrhée, établissent, Hunter le premier, qu'elle dépend d'une inflammation du canal de l'urètre et que l'écoulement du muco-pus provient d'une sécrétion.

Quoique Bell ait écrit un livre qu'il intitule : *De la gonorrhée virulente*, il pense que ce mot est impropre, et qu'on doit ne le conserver que parce que son usage est général, ment adopté. Son commentateur Bosquillon préfère le nom de gonorrhée à celui de blennorrhagie ; mais cette préférence de sa part est un effet de l'antipathie qu'il avait pour les nouvelles dénominations. Bell définit la blennorrhagie : « un écoulement d'une matière muqueuse, puriforme, par l'orifice de l'urètre, accompagné d'inflammation, d'ardeur ou de cuisson, de douleur piquante et brûlante, principalement, pendant l'émission des urines. »

Se servant à peu près des mêmes termes, Swédiaur change le nom de gonorrhée en celui de « blennorrhagie, de βλεννα, mucus et de ρεω, je coule, je flue. »

Depuis ces auteurs, on ne croit plus qu'il sort de l'urètre, de la semence, du pus, ni aussi généralement, qu'il y existe des ulcères ; le flux est un mucus altéré ; il est produit par une sécrétion de la membrane muqueuse de l'urètre, irritée ou enflammée dans le cas de blennorrhagie, affaiblie dans le cas de blennorrhée.

Les définitions que nous venons de rapporter ne pouvant s'appliquer à tous les cas de blennorrhagie et de blennorrhée, nous ne saurions les admettre. « Pour nous, la blennorrhagie est un écoulement de muco-pus par le canal de l'urètre, avec ou sans douleur, occasionnée par une modification morbide de ce canal, qui tend à augmenter la sécrétion normale et à en altérer les qualités physiques et chimiques. »

La blennorrhée, moins bien étudiée, moins connue que la blennorrhagie, n'est qu'à peine mentionnée par les auteurs. Pendant longtemps, elle a été confondue avec les rétrécissements de l'urètre, les affections de la prostate, du col vésical, de la vessie elle-même et les pertes séminales, affections qui, comme nous le verrons, ne sont le plus souvent que des lésions organiques, secondaires à la blennorrhagie et surtout, à la blennorrhée.

Ce serait en vain qu'on chercherait une description même incomplète de la blennorrhée, dans les auteurs anciens. Pendant longtemps, on l'a désignée sous le nom de gonorrhée chronique, de suintement, d'écoulement benin. Les Anglais l'appellent *gleet*, le peuple britannique a adopté ce nom pour désigner tout écoulement par l'urètre, plus généralement pour indiquer une blennorrhée.

Ce n'est que vers la fin du 18ᵉ siècle que l'on trouve çà et là dans les auteurs quelques mentions de la blennorrhée. Dans des ouvertures de cadavres faites chez des personnes qui avaient succombé à des maladies des voies urinaires, on voit mentionnée une incomplète relation des altérations du canal de l'urètre, et principalement, du vérumontannu, des canaux éjaculateurs, de la prostate, du col vésical. Plus tard, on confond la blennorrhée avec les lésions dont nous venons de parler ; ce n'est que dans ces derniers temps qu'on a distingué les lésions organiques de celles qui sont propres à la blennorrhée. Le professeur Lallemand, le docteur Baumez, ont répandu de vives lumières sur ce sujet.

Nous conservons au degré chronique de la blennorrhagie aiguë, le nom de blennorrhée ; nous l'avons désignée aussi sous le nom de *suintement urétral habituel*, parce que souvent, on n'observe qu'un écoulement fort léger.

Hunter dit « que c'est une irritation chronique de la membrane muqueuse de l'urètre. » Bell la définit : « un écoulement qui subsiste longtemps après que tous les symptômes d'inflammation ont disparu. » Suivant Swediaur, « la blennorrhée est le résultat de l'affaiblissement, d'une érosion ou d'une ulcération de l'urètre. »

Nous définissons la blennorrhée : un écoulement ou un suintement de muco-pus par l'urètre, à la suite d'une modification morbide continue ou d'une lésion organique de ce conduit.

Les définitions que nous venons de donner de la blennorrhagie et de la blennorhée, ne sont pas complètes ; elles ne sont encore indiquées que d'une manière générale. Quand nous aurons parlé des espèces et de la nature de ces affections, nous pourrons achever ce que nous devons dire à ce sujet.

CHAPITRE II.

ORIGINE, ANTIQUITÉ DE LA BLENNORRHAGIE ET DE LA BLENNORRHÉE.

C'est en vain qu'on essaierait de remonter à la première notion qui a été faite des maladies qui nous occupent ; à peine est-il possible d'en suivre les traces, de les reconnaître, sous des noms différents, à travers des doctrines dissemblables, d'après des descriptions incomplètes, tronquées et diffuses de leurs symptômes.

Ces affections, d'après la nature de leurs causes, ont dû exister de tout temps, dans tous les pays, suivant B. Bell et plusieurs auteurs recommandables. A de certaines époques, on les a vues rares ou fréquentes, sporadiques ou épidémiques ; on a constaté leur disparition, leur recrudescence ; on les a observées simples, bénignes, ou violentes et graves.

Hippocrate veut-il parler de la blennorrhagie, lorsqu'il dit que les petites tumeurs inflammatoires de l'urètre se terminent par un écoulement puriforme ? Voici les termes dont il se sert : « Toute tumeur inflammatoire, formée dans le passage et le conduit des urines, produit d'abord une douleur accompagnée de strangurie ; la suppuration étant ensuite formée, et le pus prenant son cours, la tumeur inflammatoire et la strangurie se dissipent. » A-t-il voulu indiquer les abcès de l'urètre, de la prostate, ou, par tumeur inflammatoire, a-t-il entendu parler du gonflement de la membrane muqueuse et du canal, désignant ainsi l'espèce de blennorrhagie que nous avons appelée dermoïde avec engorgement sous-muqueux ? C'est à peu près dans les mêmes termes que Galien mentionne cette espèce de blennorrhagie.

Lucius Apuléius, Oribase, Ætius, parlent de démangeaisons, d'ardeur de la verge. Si par ces expressions ils ont indiqué la balanoposthite, on peut croire qu'ils confondaient quelquefois cette affection avec la blennorrhagie urétrale.

Avant l'invasion des Francks et les guerres de la conquête, depuis l'établissement de la monarchie et l'existence du régime féodal, jusqu'au dixième siècle, on ne trouve dans ces temps si peu propres à l'étude médicale, aucun document qui puisse nous éclairer. Les Romains lettrés, les religieux des ordres monastiques, quelques médecins, n'étaient-ils pas les seuls qui eussent pu nous laisser des observations sur les maladies des organes génitaux ? Mais à dater du 11ᵉ siècle, époque où l'habitant des villes, lassé de plier sous le joug, et connaissant enfin ses droits, sa force, sa dignité, conquit à prix d'or et de sang, sa liberté et son indépendance, on s'occupe de police, de réglement, de commerce, d'industrie, d'études, de recherches, d'observations.

Dans les 11ᵉ, 12ᵉ et 13ᵉ siècles surtout, il est sorti de ces républiques de cités, de ce singulier mélange du pouvoir absolu, de l'autorité de certaines familles privilégiées et de la représentation nationales des communes ; il est sorti, disons-nous, des réglements qui autorisent et régissent l'établissement des maisons de débauche, dans l'intérêt de la morale et de la santé publique. Le premier de ces réglements qui soit parvenu jusqu'à nous, date de 1162. Beckett en parle ainsi que de celui de 1430. Ils prescrivent de garder à vue les femmes atteintes d'un mal détestable, pour en préserver les hommes qui les hantaient. Ce mal était-ce l'arsure ? On pourrait le croire ; car nous avons déjà dit que cette expression se trouve dans un manuécrit de Jean Ardern, chirurgien anglais (1370); on la rencontre encore dans des recueils de formules de quelques médecins (1390 et 1440). Le mal qu'à Venise, au rapport de Doglioni, les filles de mauvaise vie donnaient à ceux qui les fréquentaient, était-ce aussi l'arsure?

Les statuts de la reine Jeanne ordonnaient, en 1347, de séparer des autres femmes, les filles publiques qui avaient le mal de paillardise. Les hommes qui avaient commerce avec elles, gagnaient-ils des écoulements urétraux? Ce flux était-il un résultat de l'arsure, et cette dernière affection était-elle, à quelques modifications près, la blennorrhagie de nos jours? D'après ce que nous avons dit plus haut, on n'en saurait douter.

Les expressions dont se servent les médecins du moyen âge, et que nous avons déjà rapportées, désignent-elles une affection qui a de l'analogie avec notre blennorrhagie? on ne saurait l'affirmer; mais on peut le croire, si l'on s'en rapporte à la nature du mal, à la relation des symptômes et des accidents qu'elle faisait naître.

Moïse avait déjà signalé sous le nom de *fluxus seminis* une maladie commune parmi les Juifs. Sans nous attacher au sens propre de cette expression, nous pouvons croire qu'il existait un flux par les parties génitales. Que serait ce flux, sinon l'écoulement de notre blennorrhagie ou de notre blennorrhée, modifiée suivant le temps, le lieu, les habitudes du peuple d'Israël? Hensler, Grüner, Girtanner, Sanchez Ribeiro, Jourdan, Simon jeune et Nosbaum, qui ont fait de si belles et de si savantes recherches sur ce sujet, ne doutent point que le *fluxus seminis* des Israélites ne fût l'écoulement blennorrhagique de nos jours, qu'il était contagieux comme le nôtre.

Du reste, l'histoire, les chroniques, les poésies anciennes se réunissent pour attester l'existence d'un flux par les parties génitales; les réglements des communes, les auteurs du moyen âge ne laissent aucun doute sur cette question, qui de nos jours ne trouve plus que de rares et obscurs contradicteurs.

Il faut donc regarder comme une erreur, l'assertion d'Astruc et de Girtanner qui, d'après Falloppio, ont soutenu avec plus de talent que de raison, que la gonorrhée ne parut que vers 1550. Gabriel Falloppio dit : « Le dernier signe est la gonorrhée française (*gonorrhœa gallica*). Pendant l'espace de quarante ans, il n'y a pas eu de chute de poils ; la trentième année coule depuis que cette chute a commencé ; il n'y a pas encore quinze ans que la gonorrhée a été observée. » Falloppio a écrit son petit traité deux ans avant sa mort, arrivée en 1562, ce qui, d'après cet auteur, mettrait l'apparition renouvelée de la gonorrhée en 1545 au lieu de 1550. Mais Falloppio s'est trompé, car, nous l'avons déjà dit, Béthencourt, médecin de Rouen, qui a écrit en 1527 (suivant l'édition de Paris), distinguait déjà la gonorrhée de la syphilis ; du moins, il dit avoir été consulté par un jeune homme « de la verge duquel sortait, depuis six mois, une matière sanieuse et virulente. »

Antoine Brassavola dit l'avoir observée en 1530 ; mais en remontant à la fin du 15° siècle (1497), quelques années après l'épidémie de Naples, on trouve dans l'ouvrage de Jean Benédict, le passage suivant : « Dans le temps où j'écris (1497), un flux des parties génitales chez l'homme, que les Grecs appellent gonorrhée, se montre chez plusieurs. » Cette dernière citation ne prouve-t-elle pas que l'écoulement blennorrhagique s'est montré presque en même temps que les phénomènes morbides désignés par Béthencourt sous le nom de maladies vénériennes, et qui ont succédé à la maladie de Naples (peste marannique) ? Les flux urétraux antérieurement fréquents, étaient sans doute rares à cette époque ; on les confondait avec des symptômes plus graves ; ce n'est que lorsqu'ils se sont montrés isolés qu'on les a mieux observés, et qu'on les a plus souvent indiqués.

Les médecins et les chirurgiens du moyen âge connaissaient la gonorrhée. Nous avons déjà dit qu'ils la désignaient sous les noms : d'arsure, de ardor, de calefactio, de incendium, d'ardeur d'urine. D'après la remarque judicieuse de M. Jourdan, les médecins antérieurs au 16° siècle admettaient deux espèces de cette maladie, et confondaient assez souvent la balanite et l'urétrite. Ils observaient fréquemment une forme particulière, appelée de nos jours, chaudepisse sèche.

Nous ne devons pas être surpris de voir tant d'obscurités et de doutes sur l'origine des écoulements uréraux, et de n'avoir à constater que le silence des auteurs des premières années du 16° siècle, quand nous savons que d'ordinaire, l'affection qui donne lieu à ces écoulements, est d'autant plus rare que les autres maladies vénériennes sévissent avec plus d'intensité. En effet, l'histoire nous apprend que toutes les fois que les maladies vénériennes ont pris la forme épidémique avec des symptômes graves, la gonorrhée, comme on l'appelait, a semblé disparaître, pour se montrer fréquente au moment où les autres maladies s'annonçaient avec des symptômes plus doux et plus légers. Quoi d'étonnant alors, que les premiers auteurs qui ont écrit après l'épidémie de Naples, n'aient point parlé de la gonorrhée, qu'on n'en trouve une mention bien réelle qu'en 1497 ; que de là à 1527, il n'en soit plus question, au moins d'une manière évidente, et qu'enfin, Faloppio ait cru que la *gonorrhœa gallica*, comme il l'a nommée, n'ait paru que vers 1515, puisqu'à cette dernière époque, et par la raison que nous venons de dire, l'affection de la peau nommée *peste marannique*, qui fut suivie de maladies aux organes génitaux, adoucissait chaque jour ses symptômes.

Dans tous les temps, des circonstances sont survenues, où comme dans celui-ci, la gonorrhée a dû presque entièrement disparaître, revêtir des formes si singulières, que, méconnue ou mal observée, on l'a certainement confondue avec d'autres maladies.

En consultant les relevés statistiques de notre service au Val-de-Grâce, nous voyons le chiffre des blennorrhagies être presque toujours subordonné au chiffre d'autres phénomènes vénériens. Ainsi, très fréquentes en 1825, elles deviennent moins fréquentes en 1826 et en 1827, elles le sont moins encore en 1828 ; elles augmentent de nombre en 1829 et en 1830, diminuent en 1831, et, chose remarquable, dans l'année 1832, marquée par l'invasion du choléra à Paris, il y eut, pour les affections vénériennes, et notamment pour les blennorrhagies, un temps d'arrêt qui continua en 1833, 1834, et même en 1835 (notre service qui d'ordinaire était de 90 à 120 malades, fut quelquefois réduit de 60 à 35, et cependant depuis la révolution de juillet, la garnison de Paris fut maintenue nombreuse. De 1836 jusqu'à présent, la fréquence des blennorrhagies vient, d'année en année, plus grande, et l'année 1842 fut surtout, en cela, fort extraordinaire.

Plus que toute autre affection syphilitique, la blennorrhagie est soumise aux influences épidémiques, elle semble tirer sa source et sa fréquence de certaines conditions atmosphériques. On peut donc admettre que les causes qui la favorisent, les circonstances qui l'amènent, concourrent à faire varier sa fréquence, son intensité et sa manière d'être, et que si, à certaines époques, elle est à peine mentionnée par les auteurs, c'est que les circonstances d'où elle dépend étaient peu ou point favorables à son développement. Il y a plus même, si nous consultons les observations que nous avons faites pendant vingt ans, et si nous les comparons d'époque à époque, nous voyons varier les symptômes blennorrhagiques à tel point, que si les caractères généraux de la maladie n'avaient pas été les mêmes, les différences que nous présentaient les phénomènes auraient pu nous faire croire à un changement d'affection. En effet, tantôt l'inflammation s'annonçait intense et grave, tantôt, elle semblait disparaître sous la prédominance de l'état catarrhale, quelquefois, telle ou telle partie du canal était seule ou principalement affectée ; d'autres fois, on voyait la maladie le parcourir dans toute son étendue.

Nous n'avons pas sur l'origine et l'ancienneté de la blennorrhée des renseignements aussi précis que ceux que nous venons de faire connaître sur l'ancienneté et l'origine de la blennorrhagie ; le plus souvent, elle succède à cette affection négligée ou mal traitée, mais quelquefois, elle est essentielle, se développe spontanément. C'est donc une erreur de croire qu'elle est, dans tous les cas, une suite de la blennorrhagie aiguë.

CHAPITRE III.

ÉPIDÉMIES.

A certaines époques, sous certaines conditions atmosphériques, les écoulements urétraux sont tellement fréquents, que l'on peut croire qu'ils participent d'une nature épidémique.

Les températures, les saisons les plus opposées, différentes constitutions médicales; le froid et l'humidité, pendant lesquelles abondent des rhumatismes, des catarrhes ; la chaleur et la sécheresse de l'atmosphère qui favorisent l'irruption des maladies inflammatoires, ramènent des épidémies de blennorrhagie et de blennorrhée. Mais ces causes générales impriment à ces maladies un caractère particulier dépendant de la nature qu'offrent à l'observateur les affections régnantes.

Cependant, la saison froide, humide, catarrhale, paraît favoriser davantage l'irruption épidémique des blennorrhagies et des blennorrées, tandis que les grandes chaleurs de l'été, la sécheresse du printemps prédisposent plutôt à ces maladies qu'elles n'en sont des causes épidémiques. Dans ces dernières circonstances, plus souvent que dans les premières, il faut l'excitation vénérienne des organes génitaux, le coït, ou toute autre manœuvre pour les produire. Il y a aussi entre les deux espèces de ces écoulements urétraux, une différence si tranchée, que les unes s'accompagnent de phénomènes inflammatoires très prononcés, de douleurs très vives, d'érections soutenues, tandis que les autres ont lieu avec si peu de douleur, qu'on pourrait croire d'abord qu'elles ne sont pas produites par l'inflammation. En attendant que ce point de doctrine soit apprécié à sa juste valeur, offrons quelques exemples d'épidémies, de blennorrhagies et de blennorrhées.

En 1730, Henri Baas observa à Magdebourg une blennorrhagie épidémique, développée sous l'influence du froid humide : Baas ne dit pas si à cette époque, les femmes n'avaient pas épidémiquement aussi un écoulement par le vagin. La blennorrhagie se manifestait sans qu'on ait eu commerce avec aucune femme, chez des sujets sensibles, irritables, accoutumés à mener une vie sédentaire, à user d'aliments salés, épicés, vinaigrés, de boissons chargées de houblon. Elle s'est déclarée à la suite des fortes chaleurs qui eurent lieu de la fin de mai à la mi-juin, suivies tout-à-coup d'une température froide et humide. Dans le même temps, les catarrhes étaient très communs. Après 24 ou 30 heures, pendant lesquelles les malades éprouvaient une douleur vive dans l'urètre, ils excré-

taient une urine foncée, et ressentaient au bout de la verge une chaleur incommode ; puis paraissait un écoulement qui devenait abondant, et avait une couleur
jaunâtre. Il y avait des érections douloureuses et continuelles, le passage de
l'urine produisait une chaleur insupportable, toute la verge était douloureuse.
On sentait une corde tendue au-dessous du penis. L'écoulement durait quelquefois six semaines. Des délayants, puis des injections guérissaient toujours.

Les symptômes, la marche, la durée que présentait cette blennorrhagie épidémique, se rapportent à l'espèce de blennorrhagie que nous
appelons générale, dermoïde, avec engorgement du tissu sous-
muqueux. De fortes chaleurs, une nourriture échauffante, avaient
donné au sang une grande plasticité, de l'acreté aux urines ; puis,
sont venus le froid et l'humidité qui ont déterminé l'inflammation
de l'urètre, « sans contagion, sans coït, » quoiqu'on ne puisse dire
que tous les malades s'en soient abstenus. Il est probable qu'une irritation des parties génitales chez les femmes soumises aux mêmes
influences, a contribué à faire déclarer la blennorrhagie chez un
grand nombre de malades, et à augmenter son intensité. Toutefois,
il a été constaté que des hommes ont été atteints sans « avoir eu commerce avec aucune femme. »

Gaulard, chirurgien-major de l'Hôtel royal et militaire de Montpellier, a aussi observé une épidémie de blennorrhagie « sous l'influence de l'humidité. » Fabre a fait plusieurs fois la même remarque, et Vinckler a vu une épidémie d'écoulement urétral qu'il a considéré « comme rhumatismal. »

Dans une petite province, Noël, en 1769, vit 60 personnes, hommes et femmes
mariés, attaquées presqu'en même temps de la gonorrhée, sans que cette maladie se fût propagée par aucun commerce honteux. Il paraît néanmoins que la maladie se communiquait d'un sexe à l'autre, sans débauche ; mais bien à la suite
de relations légitimes entre époux.

Dans ce cas, il eût été curieux de rechercher si les femmes n'a-
vaient pas d'abord contracté une leucorrhée sous l'influence d'une
constitution catarrhale, et si cette leucorrhée n'était pas la cause
déterminante de la blennorrhagie qui attaquait les hommes.

Des auteurs dignes de foi rapportent des histoires d'épidémies de
leucorrhée, mais ils ne disent pas si les hommes qui fréquentaient les
femmes malades contractaient la blennorrhagie.

« Une température froide et humide qui dura tout l'été amena à Breslaw, vers
la fin de septembre de l'année 1702, des affections catarrhales et une épidémie
de leucorrhée et de blennorrhée. On vit à Turin, en 1721, les mêmes causes
produire de semblables effets. »

La chaleur et la sécheresse peuvent amener aussi épidémiquement une affection blennorrhéique. « On vit une épidémie de ce genre à Paris en 1765, à la suite
des grandes chaleurs du mois de septembre. »

Noël pense aussi que « les chaleurs de l'été peuvent être favorables à la manifestation de la blennorrhagie, et que l'hiver froid et sec donne lieu à une
observation contraire. »

Nous avons consigné dans nos Mémoires, de semblables remarques. Nous avons toujours vu prédominer les blennorrhagies inflammatoires en été pendant les chaleurs, et les blennorrhagies catarrhales pendant une température froide et humide.

CHAPITRE IV

DES LÉSIONS ORGANIQUES.

Si l'anatomie pathologique de la blennorrhagie aiguë et de la blennorrhée, a fait peu de progrès depuis les travaux de Hunter, on ne
doit pas en accuser le zèle des hommes qui se sont occupés de cette
importante question. Dans le cours d'une longue pratique, on trouve
rarement l'occasion d'ouvrir le corps d'individus qui sont morts
étant atteints de blennorrhagie aiguë, et chez les hommes qui ont
succombé aux suites de la blennorrhée, c'est-à-dire, à des maladies
des voies urinaires, on a presque toujours oublié, en faisant l'autopsie de leur cadavre, de noter avec exactitude les lésions de l'urètre,
cherchant au contraire à découvrir les nombreuses altérations qu'on
observait dans la vessie et dans les reins.

En s'attachant d'une manière trop générale, sans doute, aux phénomènes morbides de la blennorrhagie, on a été conduit à dire que
cette affection laissait toujours dans le canal de l'urètre des traces
plus ou moins évidentes de phlegmasie. Cette opinion, vraie au fond,
aurait été certainement modifiée, si au lieu de chercher des exemples dans des cas sur-aigus, on avait envisagé toutes les formes que
revêt la blennorrhagie, surtout celle, qu'on appelle catarrhale, et si
l'on avait aussi porté son attention sur la participation de la prostate
dans tout écoulement blennorrhagique.

Hunter est le premier qui, après des autopsies, a signalé des traces manifestes de phlegmasie, dans le canal de l'urètre d'hommes
morts étant atteints de blennorrhagie aiguë. En 1753, ayant eu l'occasion de disséquer le cadavre de deux suppliciés qu'il savait être
atteints de gonorrhée très grave, il a vu « un peu de rougeur
près du gland. » Un an après, Gataker a confirmé ce fait. Stoll trouva
la surface de l'urètre dans toute son étendue, plus rouge que dans
l'état naturel; il vit deux vaisseaux lymphatiques blancs et ren-
flés; une matière suinter à travers la membrane interne ». la rougeur, suivant Hunter, ne s'observait qu'à la fosse naviculaire. C'est

là aussi que B. Bell l'a constatée. Doit-on conclure, comme on l'a fait, que le siége de la blennorrhagie est exclusivement dans cette partie du canal? Non, sans doute, il est des cas où le siége de l'urétrite n'est pas ailleurs ; mais chez le malade de Stoll, « il envahissait toute l'étendue de l'urètre. »

Une autopsie pratiquée par Cullerier neveu, la seule qu'il ait eu l'occasion de faire, dans une pratique de 20 ans, vient nous montrer « la phlegmasie exister non-seulement sur toute la surface du canal ; mais aussi, être mieux marquée dans quelques parties isolées. Il y avait, dit cet auteur, une vive rougeur avec injection vasculaire dans la fosse naviculaire, d'où partaient des lignes rouges qui se prolongeaient dans la partie moyenne du canal, et allaient rejoindre des prolongements analogues provenant d'une autre plaque rouge qui occupait la partie membraneuse. »

Il est fâcheux qu'il ait omis de nous faire connaître la succession des phénomènes morbides ; mais tel qu'il est, ce fait d'observation démontre que plusieurs points du canal de l'urètre peuvent être malades en même temps.

Nous avons vu au Val-de-Grâce, un cas à peu près semblable. Chez notre malade, mort d'une congestion cérébrale, la fosse naviculaire, les portions membraneuse et prostatique de l'urètre, offraient des traces isolées de phlegmasie ; c'étaient un engorgement de la membrane muqueuse sur lequel on voyait les plaques rouges et des faisceaux vasculaires ; les points intermédiaires étaient d'une couleur rosée, comme érythémateuse. Le malade, âgé de 24 ans, avait contracté une blennorrhagie fort intense survenue le lendemain du coït avec une femme suspecte. A son entrée à l'hôpital, il éprouvait de vives douleurs au périnée, d'incessantes envies d'uriner, du tenesme au col vésical. On avait appliqué 20 sangsues à l'anus ; des bains prolongées avaient été donnés, la diète, des boissons adoucissantes avaient été prescrites. Le surlendemain, la congestion cérébrale étant survenue, le malade avait promptement succombé.

M. Ph. Boyer a vu, chez un homme mort de péritonite, pendant l'existence d'une métrite aiguë, des traces de phlegmasie, dont les détails manquent. Chez un autre homme, la rougeur se montrait à la partie antérieure de l'urètre, et jusqu'à un pouce et demi. « Elle était d'autant plus intense qu'on s'approchait plus de la fosse naviculaire ; le reste du canal était dans l'état normal. »

M. Boyer fait à cette occasion une remarque qu'il nous semble utile de rapporter ici. Il pense « que la rougeur peut être un effet cadavérique ; que pour résoudre la question, il faudrait, quand un homme meurt avec une urétrite aiguë, relever la verge, et faire l'autopsie vingt-quatre heures après. Peut-être, dit l'auteur, trouverait-on toute la surface de l'urètre rouge. » Sans doute, on pourrait en conclure qu'il y eut inflammation ; mais quand on voit des plaques rouges, sans apparence d'ecchymose ou de suffusion sanguine, on peut croire qu'elles ne sont pas l'effet d'une injection cadavérique. Il n'y a plus de doute quand les phénomènes morbides peuvent être rapprochés des lésions pathologiques.

Dans les rares autopsies qu'on a eu l'occasion de faire, on a donc

constaté des traces de phlegmasies générales et de phlegmasies partielles; mais on ne dit pas si ces traces n'apparaissaient que sur la membrane muqueuse; si elles ne pénétraient point au-delà de ce tissu ,
si l'inflammation avait envahi toute l'épaisseur du canal de l'urètre,
ou était limitée à l'intérieur.

M. le professeur Lallemand dit avoir rencontré « des indurations
de l'urètre, à la suite de blennorrhagies aiguës, lorsque l'inflammation s'était étendue à toute l'épaisseur de la membrane et au
tissu cellulaire sous-jacent. Il ajoute : « bornée à la surface villeuse
secrétoire des membranes muqueuses, l'inflammation ne se termine jamais par induration. » Il est impossible d'avancer une opinion qui soit plus conforme avec les faits observés.

Voici une observation qui montre évidemment la lésion de la membrane
muqueuse et des tissus subjacents, et qui prouve la justesse des remarques de
M. Lallemand : Un soldat meurt au Val-de-Grâce d'une fièvre typhoïde contractée
pendant le traitement d'une urétrite très intense, du genre de celles que l'on
appelle chaudepisse cordée. A l'autopsie nous avons vu la membrane muqueuse
de l'urètre épaissie , injectée : au-dessous de ce tissu existait un engorgement
considérable plus marqué dans certains points que dans d'autres. Le tissu
engorgé, dur au gland et dans certaines parties situées plus bas, criait sous le
tranchant du bistouri ; il était résistant et semblait formé par une lymphe
plastique : il n'y avait ni ulcération, ni érosion de la membrane muqueuse.

Nous savons qu'après la fièvre typhoïde, on voit quelquefois la
membrane muqueuse de l'urètre d'un rouge foncé, brun-noirâtre ;
mais dans ce cas, il n'y a que des traces d'une stase du sang veineux, bien différentes de celles que laisse une phlegmasie ; jamais on
n'observe un épaississement blanc, avec de nombreuses stries rougeâtres du tissu sous-muqueux, comme dans le cas dont nous parlons. Ce soldat était atteint d'une blennorrhagie générale avec engorgement du tissu sous-muqueux, que nous avons appelée : blennorrhagie générale, dermoïde, et dont nous rapporterons de remarquables exemples dans la troisième partie de cet ouvrage.

Dans son Traité d'anatomie pathologique, Bayle parle des lésions
pathologiques que l'urétrite de cette espèce, laisse dans le canal de
l'urètre. Mais cette remarque de Bayle a passé inaperçue. « L'inflammation ne se borne pas toujours à la membrane muqueuse de
l'urètre , dit ce judicieux auteur, elle s'étend jusqu'à la substance
du corps spongieux, affectant à la fois sa texture cellulaire et ses
glandes. Dans un tel cas, le corps spongieux se tuméfie, et sa dureté augmente, à raison de l'extravasation de la lymphe coagulée
dans ses cellules; ses vaisseaux acquièrent plus de développement
que dans l'état naturel ; les glandes ayant acquis un volume plus
considérable dans la partie attaquée d'inflammation deviennent
sensibles au toucher, et paraissent de petits tubercules arrondis. »

On ne peut méconnaître ici les traces laissées par la blennorrhagie dermoïde aiguë.

L'observation suivante, quoiqu'elle ne contienne pas l'exacte description des premiers phénomènes morbides, n'en est pas moins précieuse sous le rapport des accidents qui ont amené la mort.

C., soldat au 21ᵉ régiment de ligne, 24 ans, constitution forte, adonné aux boissons spiritueuses et ayant fort jeune abusé des plaisirs vénériens, va en compagnie de plusieurs de ses camarades, dans un mauvais lieu de Paris, le 20 novembre 1827. Le lendemain, il éprouve les symptômes d'une blennorrhagie commençante, qui, en deux jours, fait de tels progrès qu'il ne peut plus uriner. Il entre à l'hôpital de Picpus. On lui fait une saignée du bras et plusieurs applications de sangsues; puis on le sonde. Arrivé près du col de la vessie, ne pouvant vaincre l'obstacle qu'on y rencontre, on le force. Il sort de l'urine mêlée à une grande quantité de sang. Le jour suivant, la fièvre survenant, on l'évacue au Val-de-Grâce, dans un service de médecine; on le renvoie immédiatement dans le nôtre. Nous le recevons, le 30 novembre, dans l'état suivant : Douleurs très aiguës dans les parties profondes du canal de l'urètre, excrétion difficile des urines, gonflement considérable et très douloureux du pubis. Le bras gauche (le bras où la saignée a été faite) est le siége d'une phlébite très intense. Pouls très fréquent, chaleur acre à la peau; langue rouge et sèche; ventre tendu, ballonné, peu douloureux, si ce n'est vers la partie inférieure qui ne peut supporter la moindre pression. — Opiacés sur le bras, 20 sangsues à l'épigastre, 20 sangsues à l'hypogastre, cataplasmes. — 1 décembre, pubis plus douloureux; gonflement du bras augmenté. — Dix selles liquides, soif ardente. — 15 sangsues aux mêmes points. — 2 décembre, mêmes phénomènes. — 3, tous les symptômes s'exaspèrent; délire. — 4, mort.

Autopsie. — Ramollissement de la membrane muqueuse de l'estomac vers le grand cul-de-sac. Vastes plaques folliculeuses à la fin des petits intestins. — La peau du pubis, au-dessus et à gauche de l'arcade, enlevée, fait découvrir un vaste abcès qui communique avec un autre abcès à la ligne blanche, et une grande collection de pus dans le petit bassin. Entre la vessie et le rectum, du côté gauche, un autre foyer purulent. La membrane muqueuse de l'urète est d'un rouge violacé, du bulbe au col de la vessie; à un pouce environ du col, on voit une ouverture elliptique communiquant avec les foyers purulents du bassin. — La prostate est gonflée; la vessie saine. Le veru montanum est rouge et très saillant.

Cette his'oire montre une prostaturite aiguë; notons que le sujet était adonné aux boissons alcooliques, qu'il avait fait de bonne heure des excès avec les femmes. La sorte de fièvre typhoïde à laquelle il a succombé, maladie produite sans doute par une résorption purulente; les abcès étaient dus à une crevasse de l'urètre, opérée pendant le catéthérisme. Nous reviendrons sur les dangers de cette opération dans les cas où la rétention d'urine dépend du gonflement inflammatoire des parties profondes de l'urètre.

M. Mercier a publié une observation qui, quoique dépourvue de détails, offre néanmoins un grand intérêt, la voici :

D..., âgé de 58 ans, — Il y a deux mois (mai 1838) blennorrhagie intense,

médication d'un charlatan. Salivation considérable avec boursoufflure des genci-
ves, tuméfaction des glandes salivaires, fièvre ardente, déglutition difficile, me-
nace de suffocation. —Il entre à la Charité, le 2 juillet : Gangrène de la bouche,
inflammation du pharynx. — Neuf jours après, accès épileptiforme, suffocation
imminente. Trachéotomie: Mort presque instantanée.

Autopsie. — Bouche enflammée, recouverte de pseudo-membranes ; glandes
salivaires dures et volumineuses, escharres sur la base de la langue avec ulcère
grisâtre ; OEdème très prononcé de la glotte. Poumons, sains, presque exsangus.
—Urètre sain dans toute son étendue, seulement, il y a une couleur un peu plus
foncée dans la région prostatique. Prostate de volume ordinaire ; les coupes font
voir des marbrures bleuâtres, limitant de petits espaces nombreux et arrondis
de un à trois millimètres de diamètre, et d'une teinte jaune grisâtre, ou d'un
blanc sale, comme s'il y avait là infiltration de pus concret. La pression n'en
exprime qu'une très petite quantité de liquide trouble et assez épais.

Laissons de côté les altérations produites par la médication du
charlatan, pour ne nous occuper que des lésions de la blennorrhagie. Qui ne voit que c'est encore ici une prostaturite aiguë qui a
principalement porté ses effets sur la prostate. Les altérations de
cette glande sont remarquables; elles dénotent la part qu'elle prend
dans toute blennorrhagie, et surtout, dans celle de la portion de l'u-
rètre qui l'avoisine. Il n'y avait, dit M. Mercier, qu'une couleur un
peu plus foncée dans la région prostatique. Cette couleur était sans
doute des traces de phlegmasie que les accidents de la bouche et de
la gorge avaient rendu moins intenses qu'elles l'auraient été si le
malade eut succombé à une autre affection.

Jusqu'à présent, il n'a pas été question d'ulcérations dans les lésions, trouvées après des blennorrhagies aiguës.

Ce n'est que comme présomption théorique, que Fabrice d'Aquapendente dit que : « si les ulcères du canal de l'urètre ne guérissent
pas, ils se changent en carnosités qui bouchent ce conduit. » Les
anciens auteurs, Albucasis, peut-être le premier, après eux, Lazare
Rivière et Fabrice, que nous venons de citer, attribuaient la blennorrhagie à des ulcères de l'urètre, opinion théorique qu'aucune
ouverture de cadavre ne confirme. Elle était aussi partagée par Hunter avant qu'il eut fait des autopsies d'hommes morts à la suite de gonorrhée ; mais il y a renoncé. Il déclare « n'avoir jamais rencontré
d'ulcération dans le cas de blennorrhagie aiguë. » Stoll tient le
même langage ; il dit qu'il n'y a pas la moindre apparence, ni d'ulcération, ni d'excoriation. » Gataker répète ce fait d'anatomie pathologique ; Desault le justifie. Suivant Bell, « les autopsies faites
ne montrent pas d'ulcères, même dans les gonorrhées les plus violentes. Il se fait, dit-il, de légères crevasses à la membrane muqueuse, qui donnent lieu à des abcès urineux, à des tumeurs ;
mais non à des ulcères. » Dans ce dernier cas, sans doute, il voulait parler des blennorrhagies chroniques redevenues aiguës, ou des
blennorrhagies cordées.

On a constaté des ulcères à l'ouverture externe du méat urinaire. Wiseman dit avoir vu « un large ulcère à l'entrée même de l'urètre, accompagné d'un calus dur et rond, qui était près du gland ; mais il ajoute, que cet ulcère était indépendant de la blennorrhagie. »

B. Bell a fait la même remarque, il a observé « des ulcères très enflammés à l'ouverture de l'urètre, sans écoulement blennorrhagique, et qui guéris n'en furent pas suivis. Chez un homme atteint de chancre à l'entrée du méat, il survint, après la guérison, une gonorrhée cordée ; mais, dit Bell, de l'aveu du malade, elle était le résultat d'une nouvelle infection. » Nous avons souvent constaté la présence d'ulcères à l'ouverture du canal de l'urètre, sans qu'il y ait de blennorrhagie ou de blennorrhée, et plus souvent, nous avons vu à la fois sur les mêmes hommes, une blennorrhagie et des ulcères sur le gland et au prépuce, et presque toujours dans ce cas, l'affection de l'urètre était légère. « Baillie dit qu'on rencontre occasionnellement des ulcères, en entr'ouvrant l'urètre. »

Ainsi, pendant l'existence de la blennorrhagie on a remarqué dans l'urètre des hommes qui sont morts de toute autre maladie, des traces de phlegmasie généralement répandues, ou çà et là disséminées ; ces traces n'étaient apparentes que sur la membrane muqueuse, où elles pénétraient plus profondément et jusque dans les tissus sous muqueux qui entrent dans la composition anatomique du conduit urinaire ; on a vu la prostate participer à la phlegmasie, le veru montanné en être le siége ; mais dans aucun point, on n'a constaté des ulcères, tels que ceux qu'on rencontre sur le prépuce et sur le gland. Il résulte de ces faits : 1º que la blennorrhagie aiguë laisse dans l'urête les traces d'une action pathologique active, aiguë, avec accumulation de sang et de lymphe ; mais sans altération de tissu ; 2º qu'elle occupe la superficie de la membrane muqueuse, ou pénètre au-delà, envahit les tissus subjacens ; 3º qu'elle siége dans des points isolés du canal, ou dans toute son étendue à la surface, ou dans tous les tissus de l'urètre à la fois. Les autopsies constatent donc l'exactitude de notre division, « en blennorrhagie générale et en blennorrhagie partielle ; l'une et l'autre érythémoïde ou superficielle, dermoïde ou profonde, avec ou sans engorgement sous-muqueux. »

Il y a plus d'unité entre les apparences pathologiques laissées dans l'urètre des hommes qui ont succombé pendant l'existence de la blennorrhagie ; il y a plus de variété dans les lésions dépendantes ou occasionelles de la blennorrhée : nous allons nous occuper de celles-ci ; nous commencerons par les ulcères. Nous avons déjà fait remarquer combien est vaine l'opinion d'Albucasis, de Fabrice d'Aquapendente, de Lazarre Rivière et celle des auteurs qui ont négligé l'ouverture des cadavres. Nous en dirons autant de l'opinion de Wathely, de Monro, de Gardanne, de MM. Caporon et Tauchon.

S'il n'est pas encore constaté que des ulcères existent dans l'urètre, qu'ils soient et la cause de certaines blennorrhagies aiguës, et la preuve de leur nature spécifique, on ne saurait nier que des ulcérations et même des ulcères ont été vus par des auteurs dignes de foi, dans le conduit urinaire d'hommes atteints de blennorrhée.

En ouvrant le cadavre d'hommes morts d'affections étrangères à une blennorrhée dont ils étaient atteints depuis longtemps, nous avons vu des ulcères sur la membrane muqueuse urétrale.

Un vétéran qui avait un suintement depuis plus de vingt ans, à la suite de blennorrhagies négligées, nous a offert ce genre de lésion pathologique. Cet homme, marié, eut plusieurs enfants de sa femme. Ni elle, ni eux, n'ont éprouvé aucune maladie syphilitique. Un jeune soldat avait une blennorrhée qui durait depuis 7 ans, elle avait résisté à un grand nombre de traitements. Après des excès de boissons, il succomba à une phthysie pulmonaire. Nous avons trouvé à la fosse naviculaire, au dessous du bulbe et dans la portion membraneuse de l'urètre, des ulcérations et une multitude de petits corps arrondis, d'un blanc jaunâtre, assez semblables à des tubercules ou à ces follicules qu'on remarque quelquefois sur la peau de la verge et du scrotum.

Des tentatives répétées de catethérisme, l'emploi de bougies dont la pointe est aiguë, le séjour prolongé de sondes dans l'urètre peuvent érailler, déchirer la membrane muqueuse et donner lieu à des ulcérations : Dans ce cas, elles seraient accidentelles. On a vu souvent des sondes laissées à demeure dans l'urètre, creuser des ulcérations sur la partie montanale de la prostate.

Nous montrerons dans la deuxième partie, de quelle utilité est l'inspection de la membrane muqueuse de l'ouverture externe du méat urinaire; cette inspection est un excellent moyen de diagnostic dans plusieurs cas. Il est souvent aussi précieux que peut l'être l'examen de la langue pour l'appréciation de l'état du canal digestif.

A la suite de blennorrhées, nous avons trouvé la membrane muqueuse offrant un pointillement rouge et noir, avec épaississement du tissu. Quand pendant la vie, l'entrée du méat présente cet aspect, on doit s'enquérir s'il n'existe pas de rétrécissement dans la portion pénisurique ou libre de l'urètre, ou si le bulbe n'est pas le siége d'un gonflement anormal.

B. Bell a rencontré « la membrane muqueuse pâle, ayant l'aspect du derme dépouillé de son épithélium et du réseau vasculo-nerveux sous-jacent. Le même auteur parle de racornissement du canal, mais il n'en donne aucune description. »

Chez un ancien militaire mort au Val-de-Grâce, dans un service de fiévreux, nous avons trouvé toute la membrane muqueuse racornie, dure et semblable à du parchemin desséché. La portion prostatique était rétrécie par le gonflement et la dureté du tissu de l'urètre; la prostate était hypertrophiée.

Appelé plusieurs fois pour le sonder, il n'y avait d'obstacle qu'au col de la vessie. Cet homme avait eu plusieurs blennorrhagies qu'il avait traitées au moyen d'injections d'eau-de-vie dans laquelle il délayait de la poudre à canon ; il avait un suintement habituel se changeant souvent en un écoulement de mucus blanc grisâtre, filant, visqueux, empesant fortement son linge ; parfois, il était atteint d'incontinence, de rétention incomplète d'urine. Nous croyons que les blennorrhagies qu'avait contractées ce militaire étaient du genre de celles que nous nommons catarrhales. L'état de la membrane muqueuse et de la prostate, la facilité avec laquelle l'injection qu'il employait faisait disparaître l'écoulement blennorrhagique ne semblent-elles pas prouver l'opinion que nous émettons? Ces injections irritantes ont elles amené la lésion que nous venons d'indiquer? Nous avons vu des rétrécissements organiques, durs, annelés et incurables, survenir à la suite de l'emploi d'injections semblables.

M. le professeur Lallemand a vu la membrane muqueuse épaissie; dans tous les points où cette lésion se remarquait, le tissu était adhérent au reste du canal. « Ces épaississements, dit cet auteur, sont quelquefois calleux; ils envahissent toute l'épaisseur du canal. Il en est qui sont d'un blanc jaunâtre, fermes, résistants, peu élastiques et très faciles à déchirer. On dirait, ajoute M. Lallemand, qu'une substance albumineuse s'est déposée dans les mailles de la membrane muqueuse et du tissu cellulaire sous jacent, comme dans une éponge ». Il est évident qu'il est ici question des blennorrhées dermoïdes partie l es.

On a souvent parlé des fongosités de l'urètre, que les anciens auteurs appelaient caroncules, carnosités. Ils croyaient que ces chairs exubérantes faisaient obstacle au cours des urines, et qu'elles se changeaient en ulcères. Ils employaient des caustiques et une foule de drogues pour détruire ces carnosités, dessécher les ulcères. Deux de nos rois, Charles IX et Henri IV, ont été traités de rétrécissement de l'urètre pris pour des carnosités ulcéreuses.

Lazare Rivière, Fabrice d'Aquapendente, Zacutus Lusitanus, Loyseau, Paré, et avant eux, les chirurgiens du moyen-âge, parlent souvent de ces carnosités; mais sans en rapporter des histoires d'autopsies. Morgagni, Hunter, B. Bell, disent en avoir vu dans les cadavres. E. Home et Desault n'en ont jamais trouvé. Morgagni dit : « J'ai attentivement examiné un très grand nombre d'urètres, à peine ai-je rencontré une seule excroissance charnue.» Il a vu de légères excroissances de chair sur un rétrécissement. Hunter et Ch. Bell en ont aussi constaté; E. Home n'en a jamais trouvé. M. le professeur Lallemand a vu des fongosités dans l'urètre. On remarque assez souvent à l'ouverture du meat urinaire des végétations pédiculées ou sessiles, semblables à celles qu'on voit sur le gland et à la face interne du prépuce. De petites verrues et des caroncules ont été observées par Shaw et Ch. Bell. M. Civiale a rencontré, derrière un rétrécissement, de petites granulations d'un gris sale, dont les unes très molles, adhéraient à peine à la surface muqueuse, tandis que les autres, plus consistantes, faisaient corps avec cette membrane. » Ces cas sont rares sans doute, il est plus fréquent de trouver des papules, des granulations rougeâtres ou des fongosités assez semblables aux bourgeons charnus d'une plaie qui est dans la période de la réparation. « Après des blennorrhagies, dit M. Leroy, on rencontre des fongosités dans la région prostatique ». On les remarque plus souvent, après des blennorrhées du genre de celles que nous nommons prostaturiques,

En 1833, M. Mercier ouvrit le corps d'un vieillard qui, après des blennorrhées suivies de rétentions d'urine, mourut d'apoplexie. Depuis la fosse naviculaire jusqu'à la portion prostatique exclusivement, il trouva 12 ou 15 petites excroissances, semées à égale distance, ayant la couleur des bourgeons charnus d'une plaie irrégulière, découpées, fendillées, granuleuses, molles, demi transparentes, composées de plus de liquides que de solides; presque toutes à la paroi inférieure de l'urètre; quelques unes sur les côtés. Une seule existait en haut, dans la portion membraneuse; les unes du volume d'un grain d'orge, quelques unes du double; d'autres arrondies comme une lentille, comme un pois. Presque toutes avaient un pédicule très fin qui permettait de les détacher facilement. Dans leur intérieur, la muqueuse était pâle et tout-à-fait naturelle. Çà et là, on voyait sur quelques points la couleur des végétations qui sans doute en étaient le premier degré. Autour d'eux il n'y avait pas de traces d'inflammation. La prostate était assez volumineuse; la valvule pyorique plus prononcée qu'à l'état normal, et des saillies linéaires assez marquées, divergeaient du verumontanum vers le col. La membrane muqueuse de la vessie offrait un grand nombre d'ulcérations qui avaient au plus un demi-millimètre de diamétre, et étaient extrêmement superficielles.

Il n'est plus permis de douter qu'il puisse se former de véritables végétations dans l'urètre, à la suite de la blennorrhée. Il est probable que les blennorrhagies de ce vieillard étaient du genre de celles que nous nommons catarrhales, et que la blennorrhée avait principalement son siége vers la prostate. Cette glande a dû en être vivement influencée. M. Leroy d'Etioles a vu deux végétations dans l'urètre d'un homme, l'une à neuf lignes du méat urinaire, l'autre dans la portion membraneuse.

Les brides de l'urètre ont été constatées par Goulard qui les attribue à une duplicature de la membrane muqueuse. Morgagni qui en parle aussi, pense qu'elles dépendent d'érosions ou de légères excroissances. Laennec, Ducamp les croient formées par une exsudation plastique, ou par une fausse membrane organisée. D'après M. Civiale, elles ne résulteraient point de cicatrices, comme on l'a pensé. MM. Leroy d'Etiole et Mercier en ont vu au col de la vessie.

Ducamp a vu aussi « des brides formées par une grosse fibre blan-« châtre; elles partageaient le canal en deux parties latérales. » Il dit avoir constaté jusqu'à cinq de ces productions sur le même sujet. « Il y a de ces brides, dit Ducamp, qui sont supportées par une base large, vasculeuse, saillante dans l'intérieur du canal, évidemment formées par la membrane muqueuse épaissie par des inflammations répétées.

Les recherches anatomiques de Morgagni, Lafaye, J. L. Petit Desault, Brüner, Hunter, Ch. Bell, Ducamp et de plusieurs autres auteurs, confirment l'existence de ces brides. M. Mercier en a observé « au col de la vessie, sur la portion montanale de la prostate, » il les croit formées par une urétrite prostatique qui a rendu rigides les fibres musculaires qui environnent le col de la vessie. Il nie que ces brides, qu'il appelle valvules vésico-urétrales, soient jamais formées par la membrane muqueuse.

Plusieurs auteurs ont vaguement parlé des tubercules de l'urètre, de la prostate, de la vessie, à la suite de la blennorrhée. MM. Rullier et Delmas ont vu cette altération pathologique, à l'hôpital de la Charité. M. Ricord a publié à ce sujet une observation trop intéressante pour que nous n'en donnions pas ici l'analyse :

Émile N..., 20 ans. — Il y a un an, blennorrhagie urétrale sans indication d'espèce, de nature, ni de cause. Elle est aiguë. — Pendant deux mois, tisane adoucissante, régime. — État s'approchant de la chronicité ; épididymite à droite qui dura 15 jours ; cataplasmes. Perte de la sensibilité douloureuse ; mais hypertrophie. — Au moment où l'épididymite parut, douleur dans la région périnéale, écoulement diminué, devenu séro-purulent. — trois mois après, tumeur douloureuse au périnée avec fièvre. Ces symptômes s'apaisent. — Copahu, cubèbe, injections d'eau de guimauve. — On ouvre la tumeur, il en sort de l'urine et du pus ; du reste, il n'y a point de difficulté dans l'émission des urines, point de diminution dans le volume du jet ; mais il reste une fistule urinaire. — État du malade : pâleur du visage, amaigrissement, faiblesse générale ; écoulement assez abondant par l'urètre ; aucune douleur dans les érections, ni à la pression ; suppuration abondante au périnée, décollement des parois cutanées. — une sonde à demeure est maintenue ouverte ; excision de lambeaux de peau décollée : Aucune amélioration. Toux opiniâtre, hémoptysie, crachats purulents, défaut de sonorité des deux côtés du thorax ; râle muqueux, craquements humides en avant du sommet du poumon gauche. — Il meurt avec tous les signes d'une phthisie caverneuse.

Autopsie. — Plèvres adhérentes ; nombreux tubercules à différents degrés de développement, cavernes nombreuses ; ulcérations nombreuses à fond tuberculeux dans l'iléon et dans le colon. Sorte d'infiltration hémorrhagique à la partie inférieure du bord convexe du rein gauche, uretère gauche d'un volume double du droit, offrant une infiltration de matière tuberculeuse. Tubercules granulés en arrière du col de la vessie ; beaucoup de tubercules miliaires, les uns ramollis, les autres suppurés ; dans quelques points des ulcérations, à fond grisâtre, chagriné, pultacé, d'aspect franchement tuberculeux, à bords épais, un peu renversés, de couleur gris de perle, d'une densité et d'une résistance très grandes : il y a autour un cercle rougeâtre. — Ulcérations plus nombreuses et plus étendues dans l'urètre, à forme elliptique ; le diamètre est parallèle à l'axe du canal, s'étendant de la région prostatique à l'union du tiers moyen et antérieur de la région spongieuse. Plusieurs ont plus d'un centimètre de longueur, mais c'est dans la région spongieuse surtout que se rencontrent les plus larges et les plus nombreuses. — Prostate sans lobe moyen ; elle semble renversée sur l'urètre en l'embrassant sur les côtés et à sa partie supérieure, dont l'épaisseur est d'un tiers moindre que celle des parties latérales. Infiltration tuberculeuse dans la moitié antérieure du lobe droit. La matière tuberculeuse est à l'état cru. Infiltration de même nature, non ramollie, non suppurée dans tout le lobe gauche, qui passe en avant de l'urètre. L'infiltration est d'autant moins prononcée qu'on se rapproche du côté droit. — Abcès tuberculeux dans l'épididyme droit.

Ce fait est remarquable. Il montre les effets d'une diathèse tuberculeuse qui, à l'occasion d'une inflammation de la membrane muqueuse de l'urètre a affecté le conduit urinaire. La fonte des tubercules a déterminé des ulcérations et une fistule dans la partie membraneuse ; on a aussi remarqué des tubercules dans les intestins, dans la vessie. M. Ricord se demande si l'on pouvait, avant l'autopsie, constater la présence de l'infiltration tuberculeuse et des ulcères qui en avaient été la conséquence.

L'ensemble des symptômes, l'apparition de l'épididymite, la douleur ressentie au périnée, la tumeur qui s'y manifesta, eussent pu faire soupçonner une membranurite aiguë avec extension de l'irritation aux voies séminales ; et plus tard, une blennorrhée membranurique ; mais l'accumulation de la matière tuberculeuse dans ce point, où la phlegmasie a été intense et persistante ne pouvait être prévue.

Quelques auteurs allemands ont pensé que, dans des cas pareils, l'affection tuberculeuse est le produit de la blennorrhagie : c'est une erreur que M. Ricord combat.

Ce fait dont on connaît des analogues, est le plus complet et le plus intéressant de tous ceux qu'on a publiés. On ne doit pas confondre cette affection blennorrhoïque et tuberculeuse, suivie de fonte purulente, d'ulcérations et de perforation du canal, avec ce que le docteur Gielt, de Munich, appelle improprement sans doute, tubercules blennorrhagiques, qu'il définit : de petites tumeurs, dépourvues de kystes, formant une masse compacte, homogène, d'un blanc-jaunâtre, ressemblant à de la graisse condensée, et dont on voit des analogues sur la peau de la verge et du scrotum : Ce sont des follicules pleins de matière sébacée.

Il peut se former dans l'urètre à la suite de la blennorrhée, de petites tumeurs du genre de celle qu'y a rencontré M. Civiale dans le fait suivant :

« Un homme meurt de phthisie pulmonaire à l'hôpital Necker : on ouvre le canal de l'urètre et l'on trouve, dit M. Civiale, un rétrécissement à deux pouces et demi de l'orifice externe. La bougie portée dans la partie rétrécie fit paraître, au point correspondant de la face inférieure de l'urètre, une tumeur arrondie d'avant en arrière et oblongue transversalement, qui avait deux lignes d'épaisseur à sa base. Un mouvement de va et vient, imprimé à la bougie, opérait dans cette tumeur, au dessous des téguments communs un déplacement d'avant en arrière, dont l'étendue était au moins d'un pouce. Du reste, la tumeur, d'une assez grande consistance, cessait d'être apparente lorsque la bougie n'écartait plus les parois de l'urètre ; mais même alors, on la distinguait sans peine au toucher. L'incision faite à la face inférieure du canal montra que la saillie de ses parois donnait naissance à un épaississement des tissus sous muqueux, ayant la forme d'un cercle irrégulier, nacré et très consistant, qui embrassait l'urètre entier. La surface interne de ce dernier était raccornie et resserrée en cet endroit, mais sans lésion apparente du moins à la membrane muqueuse. Il y avait au dessous jusqu'au col de la vessie, des altérations dépendantes de la compression des flots rétrogrades d'urine, telles que saillies, séparées par des dépressions oblongues, assez profondes, des poches ou cellules urétrales, et de plus, on remarquait une petite tumeur fongueuse au col de la vessie.

La tumeur que M. Civiale a rencontrée nous paraît avoir été formée par un ganglion lymphatique, et non par un engorgement sous-muqueux, car « la membrane muqueuse était saine » ; elle ne l'est jamais dans l'autre cas, ou plutôt elle est confondue avec l'engorgement sous-muqueux et y adhère ; l'engorgement est fixe et non mobile. Nous avons vu jusqu'à quatre de ces petites tumeurs qui paraissaient être en dehors du canal de l'urètre, et qui n'adhéraient pas à la membrane muqueuse. Quant à la petite tumeur fongueuse que M. Civiale a vue au col de la vessie, André Lacuna et Alphonse Ferri parlent de caroncules au col de la vessie, et ils admettent qu'on en rencontre dans l'urètre. Hister disait : « Si les caroncules peuvent naître derrière le col de la vessie, je ne vois pas pourquoi il ne naîtrait pas d'excroissances semblables dans le col ou dans l'urètre, surtout après l'ulcération de ses parties. »

Dans les blennorrhées avec rétrécissement du canal de l'urètre, que Swediaur considère comme une suite de la blennorrhagie, l'écoulement ou suintement ne vient du point rétréci que dans le cas où ce point est altéré, seulement dans sa membrane muqueuse ; celle-ci alors est rouge, saignante ; ses villosités sont épaissies ; là aussi, siégent des papules, des granules, de petits bourgeons charnus, ou des végétations peu considérables. C'est probablement de ceux-ci qu'Albacasis veut parler, quand il dit qu'il y a quelquefois des chairs exubérantes dans l'urètre. Il semble les attribuer à la blennorrhagie. Au contraire, Rhasès les ferait dépendre de la blennorrhée ; il dit : « *Diminuente sanie, si incipiat urina difficilis fieri de die in diem alterum, noscas quod caro superflua orietur ibi.* » Lorsque les rétrécissements sont durs, résistants, blanchâtres, semblables à une matière cornée, d'un tissu, en quelque sorte, homogène et tout-à-fait différent des tissus environnants, aucune sécrétion ne saurait avoir lieu dans ce point, où la vie de la partie altérée paraît ne plus participer à la vie commune que comme en jouissent les corps inorganiques

que l'on trouve dans l'économie. La sécrétion urétrale et blennor-
roïque se fait dans les parties qui se trouvent au-dessous des rétrécissements ; c'est là où les altérations se rencontrent fréquemment,
soit qu'elles aient préexisté à la formation des rétrécissements, soit
qu'elles en soient les résultats.

Les rétrécissements de l'urètre sont de deux espèces : les uns sont
de simples obstacles amenés par une modification morbide qui a
produit le gonflement anormal de toute l'étendue ou d'une ou plusieurs parties du canal ; les autres sont des obstacles compliqués, déterminés par une transformation de tissus, rarement générale, plus
souvent partielle. Les premiers, que nous appelons coarctations
ou rétrécissements pathologiques, sont mous, peu résistants, facilement déprimales ; tantôt, on trouve un espace rougeâtre, tuméres-
cent, granuleux, tantôt des plaques fongueuses, d'un rouge jaunâtre, ou couvertes de follicules ou de grains rougeâtres. Les derniers,
que nous nommons organiques, sont fermes, résistants, peu élastiques, d'un tissu blanc jaunâtre, faciles à déchirer. Ils sont formés
par une lymphe plastique qui s'est organisée aux dépens des tissus
vivants primitifs. Quelquefois leur tissu est encore plus consistant,
plus rigide, d'autres fois moins ferme ; on le prendrait plutôt pour
une accumulation de matière plastique, non encore organisée.

En incisant le canal dans toute sa longueur, nous avons vu des
points rétrécis qui vont en s'évasant en haut et en bas, et deviennent aussi plus minces, de manière que la partie moyenne est plus
saillante. Le tissu est dur, blanchâtre ou jaunâtre, d'apparence fibreuse ou fibro-cartilagieuse, mais, en s'éloignant du centre qui
est toujours la partie la plus rétrécie, le tissu reprend peu à peu des
caractères normaux, et quelquefois il a l'aspect d'un tissu cellulaire
dense. Si c'est dans le tissu spongieux que se trouve le rétrécissement organique, les aréoles de ce tissu disparaissent. La membrane
muqueuse, lisse, blanche, plissée ou froncée dans le lieu le plus rétréci, adhère fortement au tissu de nouvelle formation ; elle y est
moins intimement unie à mesure qu'on approche des infundibulum
où elle semble reprendre sa couleur et son aspect.

M. Leroy-d'Etioles a constaté une rougeur sur toute la surface de
la muqueuse avec épaississement sous muqueux des parois du canal
dans toute la longueur de la région spongieuse. Dans le point correspondant au commencement de la région membraneuse, l'épaississement était plus considérable, l'injection des vaisseaux plus vive.
Immédiatement en arrière, le canal de l'urètre était dilaté ; cette dilatation portait sur toute l'étendue des portions membraneuse et
prostatique ; la surface de la muqueuse de ces portions ainsi dilatées
était altérée, corrodée, détruite en partie, et en partie conservée.
Les portions non détruites présentaient la forme de fibres longitu-

dinales de couleur rosée, de consistance musculeuse, et laissait entr'elles de petits intervalles de forme variée, et séparée par une
pellicule mince qui semblait être du tissu cellulaire durci. La membrane muqueuse était rouge-violacée. La portion prostatique du canal de l'urètre avait subi peu d'altération. Le verumontannu
était déprimé, la prostate ramollie, pleine d'un liquide grisâtre;
les vésicules séminales très dilatées; leur membrane muqueuse était
brunâtre, ramollie; la vessie était ample, sa muqueuse épaissie,
brunâtre.

Ces altérations organiques étaient le résultat de plusieurs blennorrhagies à la suite desquelles, il resta un suintement et une diminution dans le volume du jet de l'urine. L'écoulement persista après
des cautérisations de l'ouverture du meat jusqu'à six pouces, renouvelées trois fois dans l'espace de quinze jours.

L'induration qui rétrécit le canal existe quelquefois à l'extérieur,
et alors, la membrane muqueuse est peu altérée.

Les différences qu'on observe dans les altérations de tissu tiennent
à l'époque plus ou moins reculée où se sont formés les rétrécissements, et leurs causes, aux moyens de traitement employés; mais ils
sont toujours les résultats des engorgements sous-muqueux, soit
complets ou annelés, soit incomplets ou latéraux, qui forment l'essence de la blennorrhagie dermoïde aiguë; engorgements qui continuent d'exister pendant la durée de la blennorrheé. Les rétrécissements pathologiques dépendent le plus souvent des blennorrhagies
érythémoïdes ou catarrhales.

M. Civiale a dit, avec raison, qu'on ne remarque jamais les rétrécissements que nous nommons organiques, à la suite des blennorrhagies catarrhales. « On trouve, dit-il, après ces blennorrhagies, la
surface interne de l'urètre, villeuse, rouge, turgescente et altérée. »
Il aurait pu ajouter qu'elle est souvent papuleuse, granuleuse,
végétante par plaque, et qu'on voit les follicules gonflés outre
mesure.

L'auteur que nous venons de citer dit que, dans les recherches de
la cause des rétrécissements de l'urètre, on trouve qu'un écoulement
prolongé et suffisant pour tacher le linge, a existé, que cet écoulement provienne du coït, ou qu'il n'en soit pas le résultat. « Le
malade, ajoute M. Civiale, n'a jamais été entièrement guéri du
dernier écoulement, ou il a reparu plusieurs fois avec un caractère aigu, notamment après l'abus du coït ou des excès de table. »

Dans les blennorrhées avec rétrécissement, on rencontre souvent
au-dessous de ceux-ci des rougeurs, par plaque, de la membrane
muqueuse; on y observe quelquefois des granulations fongueuses,
mollasses, déjà constatées par M. le professeur Lallemand et par
nous.

Les éraillures, les déchirures, les lignes blanchâtres et longitudinales qu'on voit partout dans la portion membraneuse, sont souvent la suite de l'introduction maladroite ou difficile des catèthéres
ou des sondes.

M. Civiale dit aussi avoir vu la membrane muqueuse parsemée
d'une multitude de trous. Ch. Bell a remarqué des petites ulcérations qui avaient perforé la membrane muqueuse. Ces altérations
ne seraient-elles pas le résultat d'une infiltration tuberculeuse,
du ramollissement de petits tubercules isolés?

A la suite de rétrécissements organiques, les altérations pathologiques des parties profondes du canal sont très-fréquentes; on a observé une phlegmasie chronique de ces parties de l'urètre, de
la prostate qui est souvent hypertrophiée et rarement indurée. On
rencontre presque toujours cette glande, molle, renfermant dans
ses follicules agrandis, une matière visqueuse ou purulente, quelquefois, de véritables abcès ou des tubercules à différents états d'altération. La portion membraneuse est aussi souvent altérée.

Les lésions du canal de l'urètre que l'on remarque entre un
rétrécissement étroit du fond de ce canal et le col de la vessie, sont
différentes de celles qui résultent d'une irritation inflammatoire
chronique de cette partie sans rétrécissement.

Dans le premier cas, l'urine distend cette portion et l'élargit; elle
rend, par un contact prolongé, la membrane muqueuse, fongueuse, facile à déchirer, saignante, elle produit le developpement des cryptes muqueux et la suppuration de la prostate qui en est
presque entièrement composée. Ces cryptes de la membrane muqueuse, dont les orifices forment les lacunes de l'urètre, sont très
dilatés. On en a vu qui auraient pu admettre une sonde n° 6. Quand
on fend ces lacunes, on arrive à un cul-de-sac tapissé par la membrane muqueuse. Quand les cryptes muqueux de la prostate ont été
envahis par la suppuration, cette glande est détruite, elle ne forme
plus qu'une poche qui, pressée, laisse suinter une foule de gouttelettes purulentes; la membrane muqueuse et le tissu propre sont
percés d'une multitude de trous.

Dans le deuxième cas, la membrane muqueuse est granuleuse,
végétante, fongueuse, d'un rouge grisâtre; son tissu est quelquefois
dur, granulé, il présente une multitude d'aspérités, ou si la désorganisation n'est pas aussi avancée, ce sont des points noirâtres ou
ardoisés que l'on voit couvrir toute la surface muqueuse boursoufflée.

La partie du canal qui est en deçà des rétrécissements, reste
assez souvent dans son état normal. « Il est digne de remarque,
dit M. Civiale, qu'à mesure qu'un rétrécissement fait des progrès,
la phlegmasie qui l'avait précédée semble se déplacer, et qu'on en

trouve toujours des traces plus évidentes derrière la coarctation qu'à la surface et dans l'étendue de cette dernière elle-même. » Cette remarque est d'une grande justesse d'observation.

« L'écoulement urétral qui accompagne les rétrecisséments, dit M. Leroy, est moins épais et moins coloré que l'écoulement blennorrhagique. Il paraît résulter, tantôt du ramollissement de la muqueuse ou d'ulcérations situées en arrière du rétrécissement lui-même, plus fréquemment d'une sécrétion prostatique morbide. »

Stoll rapporte l'observation suivante :

On amena à l'hôpital un musicien qui, depuis huit ans, à la suite de plusieurs gonorrhées, ne rendait plus ses urines qu'avec difficulté et par un jet très petit. Il était traité par un chirurgien pour une maladie des testicules. On l'avait apporté dans le délire ; c'est dans un moment où le délire cessa que l'on obtint de lui ces renseignements. Le délire revint : il mourut.

Autopsie. — Rétrécissement considérable vers le frein, qui seul avait rendu difficile, pendant la vie du malade, l'introduction de la sonde, car il n'existait aucune autre altération dans le reste du canal. Caroncule séminale saine. Orifices des canaux éjaculateurs plus dilatés que de coutume : du pus sortait du gauche quand on comprimait légèrement la prostate. — Prostate remplie de petits abcès du volume d'une lentille ou d'un pois. —Vesicule séminale gauche remplie de pus ; ses parois dures, épaissies, enflammées dans différents points : la droite à l'état normal. — Testicule volumineux, renfermant un abcès de la grosseur d'une noix rempli de pus épais et bien conditionné ; tunique vaginale adhérente. — Vessie renfermant un peu d'urine sanguinolente ; grandes taches d'un rouge foncé, comme des ecchymoses sur la surface interne. — Reins plus rouges que de coutume. — Intestins enflammés. — Poumon droit rempli de tubercules.

Ces gonorrhées, sur lesquelles on n'a que des renseignements vagues, étaient, sans doute, des balanurites dermoïdes aiguës avec engorgement de la partie balanique de l'urètre et du gland. Il est probable que l'une d'elles fut accompagnée de balano-posthite, car le prépuce était calleux, adhérent au gland, dans toute sa circonférence, dit Stoll.

Cette balanurite, passé à l'état chronique avec engorgement sous muqueux a déterminé le rétrécissement considérable que l'on a constaté vers le frein. Le mot considérable s'applique-t-il à l'étroitesse, ou à la longueur du rétrécissement? A l'une et à l'autre dimensions, sans doute, car « l'orifice du gland était si étroit, dit Stoll, qu'aucune bougie ne pouvait y entrer ; ce ne fut que quelques moments avant sa mort qu'on put passer une sonde très-fine, au moyen de laquelleon évacua des urines très-rouges et sanguinolentes. »

Stoll ne parle pas de la dilatation de l'urètre qui devait exister au-dessous du rétrécissement ; mais il dit que « nulle part, ailleurs qu'au gland, il n'y avait d'obstacle au cours des urines. »

Ce fait est précieux pour éclairer l'histoire des blennorrhagies et

des blennorrhées balanuriques. Il viendra confirmer ce que
nous dirons plus tard touchant ces affections, qu'on a si longtemps
méconnues. Nous verrons que les faits que nous avons recueillis s'ac-
cordent parfaitement avec celui-ci.

L'observation de Stoll, montre dans les parties profondes de
l'urètre, des altérations pathologiques, fixées surtout vers la portion
prostatique, dans la prostate, le verumontanum, l'un des canaux éjaculateurs et la vésicule séminale correspondante. Il nous sera facile
de démontrer que ces lésions ont été secondaires à l'affection du
gland et de la partie balanienne de l'urètre, et qu'elles résultent du
choc incessant des urines et du séjour forcé de ce liquide qui devait,
fréquemment et avec violence, faire retour vers la vessie. Quant aux
accidents secondaires, ils ne sauraient avoir d'autre cause que les dernières altérations dont nous avons parlé.

Dans le cadavre d'un homme de 25 ans, qui succomba à un rétrécissement
suivi de fistules nombreuses au scrotum, au périnée et à la partie inférieure de
l'abdomen, affections causées sans doute par une blennorrhée négligée, M. Lallemand trouva « les orifices des canaux éjaculateurs béants de chaque côté du
verumontanum ; on pouvait y introduire une sonde d'argent nº 7, qui pénétrait
facilement jusque dans les vésicules séminales : l'urine s'y introduisait depuis
longtemps. »

Cette observation manque des détails qui la rendraient extrêmement intéressante ; il n'est pas même indiqué où se trouvait le rétrécissement, si la portion de l'urètre, à partir du rétrécissement au
col vésical, paraissait avoir été dilatée, ni comment s'étaient faites
les fistules : on doit le regretter.

On verra plus tard qu'on trouve des altérations pathologiques
semblables à celles que nous venons de rapporter chez des sujets
qui n'avaient point de rétrécissement de l'urètre.

C'est encore M. le professeur Lallemand qui va nous fournir les
deux observations qui suivent :

G... à 40 ans, urétrite intense compliquée d'orchite : médicaments irritants qui
produisent de la diarrhée, des coliques violentes. — Suintement persistant
pendant dix ans, avec douleur à la région prostatique et à la fosse naviculaire, constipation opiniâtre ; douleurs dans les reins et la vessie, rétentions
fréquentes d'urine, affaiblissement progressif des forces physiques et morales,
hypochondrie, tristesse, débilité profonde. — A 65 ans, inflammation du périnée
et du scrotum, rupture en trois endroits ; issue d'une grande quantité d'urine et
de pus... attaque d'apoplexie : mort.

Autopsie. — Épanchement considérable de sang rouge dans le ventricule
latéral gauche du cerveau. — Poumons sains. — Hypertrophie du ventricule
gauche du cœur. — Ulcérations petites, disséminées sur la membrane muqueuse
de l'estomac qui est rouge, dans toute son étendue ; mêmes altérations dans les
intestins ; les ulcérations ne se remarquent qu'aux environs de l'anus. — 10 à 12
abcès dans les reins ; tubercules à l'état cru de la grosseur d'un haricot. — Uretères très dilatées, rouges, injectées à l'intérieur. — Vessie raccornie, à colonnes

épaisses ; membrane interne rouge , violacée , épaissie , ramollie , ulcérée en divers points. — Prostate trois fois plus volumineuse qu'à l'ordinaire, plus développée sous le col de la vessie que du côté du rectum. Pressée. il en sort une matière purulente très abondante ; cette prostate renferme une multitude de petits abcès et de tubercules à l'état cru. Elle ressemble, dit M. Lallemand, au tissu du poumon farci de tubercules , dont les uns sont fondus , d'autres en suppuration, d'autres à l'état cru. — Vésicules séminales et parois des canaux déférens, épaissies. — Urètre offrant un rétrécissement circulaire à un demi pouce au-devant de la postate, d'un tissu rougeâtre, de consistance cornée, et admettant à peine l'introduction d'une sonde n° 2. Dilatation énorme de l'urètre entre l'obstacle et le col de la vessie ; membrane muqueuse de cette portion du canal épaissie, fongueuse et ramollie , offrant à sa partie postérieure une crevasse d'où partaient trois fistules.

En remontant à la cause organique de ces altérations pathologiques, la pensée ne doit-elle pas se fixer sur cette blennorrhagie intense, « membranurite aiguë sans doute, » qui, négligée et mal traitée, fut suivie d'un suintement. Ne peut-on point admettre que la phlegmasie de la portion membraneuse de l'urètre, s'est étendue à la région prostatique ? c'est, nous ne saurions en douter, un frappant exemple d'une blennorrhagie des parties profondes du canal, qui , traitée par des stimulants , fut suivie d'une phlegmasie latente avec suintement ; lésion organique du lieu primitivement malade, et successivement des autres parties de l'appareil génito-urinaire. Le point de départ de tous les accidents primitifs fut donc cette phlegmasie aiguë. Les pertes séminales, l'extension du mal aux organes génito-urinaires, rendent raison des phénomènes bizarres d'hypochondrie qui suivirent ; l'apoplexie qui finit la vie de ce malade , doit même être rapportée à ces causes pathologiques.

Il est probable que la violente inflammation du périnée fut produite par des tubercules suppurés qui se trouvaient dans la partie de l'urètre où la phlegmasie chronique a séjourné, et qui ramollis , ont laissé des ulcérations perforantes, lesquelles ont livré passage à l'urine. Ce qui le fait croire, c'est que la prostate était farcie de tubercules, et que les reins en contenaient aussi.

Ce rétrécissement était-il formé par le gonflement du verumontanum ? Aux rétentions d'urine se joignait-il une incontinence ? On pourrait le penser, en voyant l'énorme développement de la portion sus-montanale de la prostate. Du reste, l'urine devait continuellement séjourner dans la portion de l'urètre intermédiaire au col et à ce rétrécissement , car il y avait là une dilatation considérable. Le flot de l'urine, sa rétrogradation vers le col vésical, et son séjour forcé dans ce lieu, ont puissamment contribué à augmenter les lésions qu'on a trouvées dans cette partie de l'urètre, dans la prostate, la vessie, les uretères et jusque dans les reins, et les vésicules séminales ; la phlegmasie chronique s'est étendue à toutes ces parties : le temps et la marche de l'affection ont fait le reste.

La seconde observation offre aussi un véritable intérêt : la voici :

— A. Tempérament nerveux ; très porté à l'acte vénérien. — En 1796, blennorrhagie très intense : traitement mercuriel sans succès ; — Emollients : — Amélioration marquée, mais constipation, hémorrhoïdes, irritation de la vessie ; urines fréquentes, rétentions complètes après des excès avec des femmes, l'abus des boissons spiritueuses, l'impression d'un refroidissement : frissons, chaleurs et fièvre, sueurs qui ramènent l'urine. — Régime adoucissant : Diminution de ces symptômes. — En 1820, la vessie ne se vide plus complètement qu'avec la sonde. — En 1822, l'urine ne sort que par regorgement. — sonde à demeure dans la vessie : Vives douleurs dans le canal et vers la prostate ; rétentions complètes, faciles, douleurs très considérables ; urines bourbeuses, sanguinolentes, purulentes, d'un odeur fétide ; hernie inguinale contractée pendant les efforts pour uriner. — Agé de 55 ans (il y avait 30 ans que le suintement existait). Entré à l'hôpital Saint-Eloi, le 4 juin 1826 : urines laissées goutte à goutte, épaisses, mêlées de sang, troubles, à odeur de chairs pourries, couche épaisse de sédiment ; hémorrhoïdes ; prostate de volume et de consistance ordinaires : adoucissants. — Rétrécissement à 6 pouces : Deux cautériations ; mort quelques jours après.

Autopsie. — Veines hémorrhoïdales et vésicales très nombreuses, variqueuses, dans l'épaisseur de la paroi recto-vésicale. — Vessie très vaste, à colonnes épaisses ; membrane muqueuse très épaissie, fortement injectée, ramollie, çà et là, plaques rouges avec ulcérations superficielles dont une de la largeur d'une pièce de 5 francs. — Uretères épaissies, dilatées ; muqueuse très rouge. — Prostate d'un volume ordinaire, molle, laissant exsuder, par la pression, un liquide blanchâtre, résultat de la sécrétion des cryptes muqueux. — Vésicules séminales saines. — Rein gauche mollasse, facile à déchirer ; abcès, les uns petits, récents, encore isolés ; d'autres grands, communiquant avec les uretères. — Urètre rouge, injecté ; cryptes muqueux très développés ; à 6 pouces, léger endurcissement de deux lignes de long sur une de large, faisant à peine saillie à la surface, et plutôt appréciable au tact qu'à la vue ; membrane muqueuse, épaissie en cet endroit.

« Quand on observe du véritable pus dans les urines, dit M. Lallemand, à la suite de cette observation, et que la prostate a sa forme et sa densité naturelles, on doit croire que les reins sont en suppuration. On peut soupçonner une ulcération de la vessie, quand, dans ces circonstances, on voit des raclures de chair dans les urines. »

Dans cette observation, on suit jusqu'à la mort toutes les fâcheuses conséquences d'une phlegmasie de l'urètre chez un homme jeune, porté aux plaisirs vénériens et adonné aux boissons enivrantes. La blennorrhagie qu'on dit avoir été très intense, était sans doute une urétrite dermoïde avec engorgement sous-muqueux dans toute l'étendue du canal urinaire. Que pouvait contre une affection si profonde, fût-elle même syphilitique, un traitement mercuriel général ? Rien, on l'a vu ; les accidents ont persisté, ils se sont aggravés avec les années. Au moment où le malade se met entre les mains de M. Lallemand, le mal avait jeté de trop profondes racines pour que la cautérisation, si souvent salutaire, pût les extirper.

Chose remarquable ! voilà une phlegmasie et un suintement qui ont duré trente ans. Il est évident que si, au lieu de faire un traitement spécifique, on avait cherché à détruire cette phlegmasie par un traitement actif, on eût épargné au malade bien des souffrances !

Que dévoile l'autopsie ? Des lésions profondes dans la vessie qui même était ulcérée ; des uretères, épaissies, une prostate flétrie, des reins mous, remplis d'abcès et le canal de l'urètre rouge avec épaississement de ses parois. Au milieu de ce désordre, les vésicules séminales sont saines, aussi point de perte de semence. Le principal lieu phlegmasié, celui qui s'est rétréci par engorgement n'était situé qu'à six pouces, vers le bulbe. « Sur presque tous les sujets affectés de rétrécissements un peu considérables que j'ai eu occasion de disséquer, dit M. Lallemand, j'ai trouvé la membrane muqueuse de la portion prostatique injectée, épaissie, fongueuse... Les follicules de la prostate avaient quelquefois cinq à six lignes de longueur, et pouvaient admettre un stylet du volume d'une plume de corbeau ; la prostate elle-même avait changé d'aspect et augmenté de volume. »

Nous ne pousserons pas plus loin l'examen et l'étude des lésions organiques trouvées dans l'urètre d'hommes morts atteints de rétrécissements ; bornons-nous à dire avec Morgagni et M. Lallemand : « que les coarctations du canal urinaire et les altérations pathologiques qui les accompagnent, sont dues à d'anciennes blennorrhagies négligées ou mal traitées. »

Les altérations organiques de la prostate sont très nombreuses à la suite des blennorrhées. Morgagni cite des observations où il a constaté « l'état d'endurcissement ou la dureté de cette glande. Quand elle est molle, elle acquiert un volume plus considérable que lorsqu'elle est indurée. « Au milieu d'un tissu mou et spongieux, dit Morgagni, on voit des calculs, des granulations isolées, faciles à énucléer ; si l'endurcissement a lieu, le tissu crie sous le scalpel, il est lardacé ; il peut tenir le milieu entre le cartilage et le ligament. » Sœmmering a vu la prostate avoir une consistance osseuse. Cependant, les squirrhes de la prostate admis par Riolan, Desault, Chopart, Boyer, Sœmmering et Howship sont, d'après M. Mercier, excessivement rares chez les vieillards.

L'auteur que nous venons de nommer, croit que fort rarement la prostate devient cancéreuse. M. Contour, interne de l'Hôtel-Dieu, cité par M. Mercier, en a vu un exemple bien remarquable. Il y avait dans chaque lobe, un foyer sanguin récent, sorte d'apoplexie de la prostate. La portion prostatique de l'urètre, réduite en bouillie, était traversée par la sonde qui faisait fausse route dans ce tissu chaque fois qu'on essayait de sonder le malade : il ne sortait pas d'urine. Quoiqu'il ne soit pas fait mention de maladie de l'urètre antérieure à cette désorganisation, on a lieu de croire qu'il existait une blennorrhée prostaturique.

Une observation recueillie par M. Grapin dans le service de M. A. Bérard, à l'hôpital de la Pitié, et publiée dans la *Gazette des hôpitaux* du 27 juin 1843, constate l'existence d'un abcès de la prostate, trouvé à l'ouverture du corps. Voici l'extrait de ce fait :

B., 46 ans. À 18 ans habitude de la masturbation, excès avec les femmes, qu'il continua jusqu'en 1841 (il avait alors 44 ans). En 1815, à 26 ans, blennorrhagie et chancres ; en 1823 2e blennorrhagie moins violente que la première — A 44 ans, impuissance, érections nulles ; point de pertes séminales. — 14 ans auparavant, chute sur le pavé de 25 pieds de haut. — En 1836, repas prolongé fort avant dans la nuit ; incontinence d'urine, — cessation immédiate, mais urines rendues avec difficulté, mixtion accompagnée de légère douleur dans le canal.—Mêmes phénomènes pendant trois ans. — En 1839, seconde incontinence pendant la nuit ; — elle cesse et disparaît alternativement et s'établit en permanence pendant la nuit en 1841.—Depuis 4 mois elle se montre également le jour et la nuit ;—dès lors, marche moins assurée, membres abdominaux et thoraciques, les derniers surtout, engourdis, sentiment de fornication non continue ; point de douleur ; — il entre à la Charité ; M. Velpeau le sonde, quatre cautères sur la colonne lombaire, vésicatoire sur la région de la vessie ; valérianne et gentiane à l'intérieur, — point d'amélioration ; dévoiement, perte d'appétit. — Entré à la Pitié, service de M. Bérard, le 5 juin 1843.—Etat : il rend involontairement ses urines, le jour comme la nuit ; on le sonde : aucune lésion dans la vessie ; urines purulentes, non filantes et glaireuses.— On le sonde : Bride au col vésical ; la prostate touchée par l'anus ne paraît pas gonflée ; faiblesse, fornication, engourdissement des membres ; saillie anormale des apophyses épineuses de la douzième vertèbre dorsale et des première, deuxième vertèbres lombaires.—Sonde en gomme élastique à demeure. Urines claires ; il sent le besoin d'uriner, la diarrhée le reprend et ne s'apaise pas. Le 17, douleur dans la région du foie, diarrhée involontaire ; délire, assoupissement, — mort.

Autopsie : centre cérébro-spinal sain. — Vessie considérablement rétractée ; muqueuse saine, quelques plaques rouges d'injection capillaire ; tunique musculeuse considérablement hypertrophiée (8 millimètres d'épaisseur). Lacunes très développées à la partie postérieure. Près du canal de l'urètre, en bas du col vésical, bride disposée à la manière d'une traverse de 5 millimètres de longueur et de 7 de largeur, comme une sorte de valvule qui, au-dessous d'elle, peut recevoir le bec d'une sonde ordinaire. Dans chaque lobe de la prostate, une poche contenant du pus grisâtre, tapissée par une membrane molle, grisâtre, analogue à la muqueuse, et parcourue par des stries vasculaires. On sépare assez facilement cette poche de la coque cellulo-fibreuse de la glande qui, au-dessous d'elle, offre des vaisseaux, lesquels ne présentent nulle trace de pus ; la coque est saine, un peu plus épaisse à droite qu'à gauche. La poche d'un côté communique avec celle du côté opposé, au-dessous de l'urètre, au moyen d'une ouverture arrondie de deux millimètres de circonférence. Les deux foyers n'ont aucune communication avec le canal de l'urètre. — La vésicule séminale gauche est distendue par une matière assez consistante, d'une couleur de rouille ; la droite contient un liquide d'une couleur café au lait. La membrane muqueuse offre, dans un grand nombre de points, une surface rude au toucher; dans d'autres, le tissu muqueux parait absent. — Canaux éjuculateurs sains, séparés des poches de la prostate par une lame celluleuse très mince. — Uretères, dilatées. — Bassinets remplis d'un liquide trouble, avec graviers noirâtres. — Intestins offrant des traces d'inflammation; ulcérations irrégulières à partir du cœcum, ramolissement de la muqueuse. A l'endroit de la prostate, muqueuse rectale réduite en une espèce de bouillie, couleur de la rouille. Quelques tubercules agglomérés dans les poumons.

Quand nous ferons connaître, au chapitre des causes, les pernicieuses influences de la masturbation et des autres excitations vénériennes sur les parties profondes du canal de l'urètre, on concevra sans peine tout ce qui est résulté de l'action de ces causes sur le sujet de l'observation qu'on vient de lire. Instruit par ces antécédents, on ne doutera plus que le siége des blennorrhagies dont B. fut atteint ne se soit établi dans les régions bulboso prostatiques de l'urétré, que des traitements incomplets n'y aient laissé une phlegmasie chronique qui a été entretenue par des excès continués pendant longtemps. De cette région, la phlegmasie s'est propagée à la prostate et aux organes qui réservent et excrètent la semence; aussi des pertes séminales ont eu lieu, elles ont amené une sorte d'impuissance. Plus tard, un excès de table va retentir sur la prostate, il y a incontinence, parce que la portion sus-montanale de cette glande a été d'abord le siége d'un gonflement particulier d'où est venu un écartement anormal de ses lobes latéraux, et par conséquent, une sorte de canal ouvert en bas du col vésical à la portion prostatique.

Toutes les altérations pathologiques rapportées plus haut ont été successivement amenées par la cause première dont nous avons parlé, nous n'en exceptons même pas la valvule muqueuse recouvrant quelques paquets des fibres musculaires de la vessie qui embrassent le col et qui se sont rétractées, comme se rétracte tout muscle qui avoisine ou touche des surfaces irritées pendant longtemps.

Quant aux collections prétendues purulentes de la prostate, nous devons les considérer comme des kystes formés par la réunion des follicules exagérés de cette glande.

Voilà où mènent des excitations génitales longtemps continuées; elles prédisposent à l'irritation, les parties profondes de l'urètre et la prostate. Si alors une blennorrhagie se manifeste, elle y établit son siége, et méconnue, elle résiste à un traitement non méthodique ou négligemment suivi. Une phlegmasie latente reste là et produit, sous des influences excitantes, des désordres organiques d'abord dans le lieu primitivement malade, puis dans les organes voisins. Cette atmosphère morbide s'étend et envahit l'organisme. Ces exemples sont fréquents; mais jusqu'à présent, leur étude a été négligée.

A côté de cette blennorrhée prostaturique dont les suites ont été si funestes, nous pouvons placer l'observation suivante qu'on lit dans la *Gazette des hôpitaux*.

Un homme, âgé de 33 ans, pris de gonorrhée et de rétention d'urine deux ans auparavant, vit, après un cathétérisme difficile, un abcès s'ouvrir au fond de son urètre. Plus tard, une nouvelle communication s'établit avec le rectum. Toute les fois qu'on le sondait, le bec de l'instrument se trouvait arrêté sous les pubis dans une sorte de cul-de-sac, et ces manœuvres donnaient issue à un mélange de pus et d'urine. Cet homme mourut. Cette observation n'est comme on le voit qu'un résumé qui laisse désirer des détails intéressants et circonstanciés.

Autopsie : Cavernes purulentes dans le périnée. La paroi inférieure de l'urètre, au niveau de la région prostastique, était détruite dans l'étendue de vingt et quelques millimètres d'avant en arrière, et de huit à douze millimètres transversalement.... Par cette ouverture, on pénétrait dans une cavité propre à contenir un œuf de poule, communiquant avec le rectum. Cette espèce de sac, tapissé par une sorte de fausse membrane organisée, était rempli d'un mélange d'urine et de pus.

Dans ce cas et dans beaucoup d'autres dont parlent les auteurs, il y a eu abcès de la prostate. Mais quelle en a été la cause? La prostate a-t-elle pu s'enflammer, suppurer? Le foyer s'échapper par des ouvertures faites au rectum et au périné? cela est possible. Quelquefois, ces abcès s'ouvrent dans l'urètre; nous en avons observé plusieurs cas au Val-de-Grâce. Mais nous doutons que l'inflammation de la prostate qui a amené une suppuration si profonde, si désorganisatrice, ait eu lieu, sans blennorrhagie, surtout sans une blennorrhagie prostaturique. Dans tous les cas où nous l'avons vue, nous avons constaté l'existence de cette maladie plus souvent à l'état aigu qu'à l'état chronique. Alors, il est toujours dangereux d'exercer le catétherisme pendant la période inflammatoire. Cette dernière circonstance s'est rencontrée sur le sujet de la présente observation. Atteint de gonorrhée compliquée de rétention d'urine, on le sonde difficilement, le bec de la sonde a pu déchirer la région prostatique, traverser la prostate et donner lieu à l'inflammation, à la suppuration de ces parties et aux accidents qui ont amené la mort. Tout fait présumer que la blennorrhagie avait siégé dans la région prostatique de l'urètre, que le gonflement inflammatoire de cette partie avait formé un obstacle au cours des urines.

Ce cas nous apprend combien il est dangereux de sonder les malades chez lesquels la rétention d'urine reconnaît la cause dont nous venons de parler. Il ne faut jamais recourir à cette opération avant d'avoir calmé les accidents inflammatoires par l'emploi des antiphlogistiques énergiques. Qui ne sait combien il est facile de déchirer des parties envahies par l'inflammation?

Les lésions pathologiques du verumontanum, l'ampleur anormale des orifices et la délatation des conduits éjaculateurs, leurs déviations, des brides, des cicatrices, des valvules, des ulcérations même de la portion prostatique de l'urètre; des hypertrophies des lobes de la prostate, des lésions particulières de cette glande, ont été observées à la suite de longues blennorrhées qui ont exigé de fréquentes introductions de sondes, de bougies, ou la présence prolongée de ces instruments. On a vu ces lésions après des catéthérismes forcés, après toute manœuvre imprudemment exercée ou obligée par des circonstances graves et pressantes, comme aussi, à la suite d'injections caustiques, irritantes, astringentes, poussées avec violence. Dans presque tous ces cas, en remontant à la source de ces altérations pathologiques et des accidents qu'elles ont entraînés, on arrive à constater l'existence primitive de une ou de plusieurs blennorrhagies qui, maltraitées ou négligées, ont été suivies d'un suintement urétral, contre lequel on a employé des médications contraires à la nature du mal.

Benevoli s'est spécialement occupé des lésions de la caroncule séminale. Bartholin dit avoir vu des ulcérations, des gonflements de la prostate, et des callosités de la portion prostatique de l'urètre. Saverin a signalé des cas semblables. Des traces d'ulcérations, de manifestes cicatrices à la surface de la partie prostatique de l'urètre, et même sur la prostate, chez plusieurs individus, ont été observées par Wirsung, et sont rapportées dans le livre de Bonnet. L'ouvrage de cet anatomo-pathologiste renferme de semblables observations relatées par Brünner et Genzelius. Dans les éphémerides des curieux de la nature, on trouve de semblables cas cités par Brünner et Warthon, Littre en signale aussi. Mais c'est surtout dans les lettres de Morgagni que ces faits d'anatomie pathologique se rencontrent, et qu'ils sont rapportés avec le soin et l'admirable précision qui caractérisent cet illustre écrivain. Il a vu la caroncule séminale mal conformée et viciée, amaigrie ou rapetissée, extrêmement amollie ou presque détruite.

Cependant, nous devons faire remarquer que ces lésions ne sont pas toujours rapportées à leur cause la plus commune (la blennorrhée). On les présente quelquefois comme des cicatrices de boutons varioliques, ou d'une éruption survenue dans la portion prostatique de l'urètre. Ces cas peuvent se rencontrer; mais ils sont rares.

M. Lallemand, avec tous ceux qui ont soigneusement recherché la cause primitive et organique de ces lésions, les font dépendre le plus souvent des blennorrhagies intenses et prolongées, et il remarque (ce que nous avons constaté), que dans ces cas, l'affection de l'urètre est fréquemment accompagnée de maladies des testicules et de leurs annexes.

En faisant l'autopsie du corps d'un homme de 50 ans, très adonné aux boissons enivrantes et atteint de maladies vénériennes consécutives, et qui mourut d'une chute, Morgagni trouva une grande quantité d'hydatides dans l'un et l'autre reins; la vessie urinaire très ample. Il ne se souvient pas, dit-il, d'avoir jamais vu le verumontanum aussi développé et les orifices des canaux éjaculateurs aussi grands ; la semence exprimée des testicules sortait, non par ces ouvertures, mais sur le côté.

Cette mention faite d'une maladie vénérienne consécutive se rapporte-t-elle à une blennorrhée ancienne qui a déterminé les lésions dont nous venons de parler ? Nous le croyons, jugeant par analogie, quoique Morgagni n'en dise rien. N'était-ce pas l'une de ces blennorrhées prostaturiques inconnues à l'époque où Morgagni écrivait ? Dans ce cas, le sperme non lancé, devait sortir en bavant du canal de l'urètre, et le jet de l'urine devait être comprimé.

Zacutus Lusitanus dit avoir trouvé, à l'autopsie du corps d'un gentilhomme, les conduits qui portent la semence à la verge, remplis de sperme verdâtre, et parsemés d'ulcères sordides, produits par cette matière virulente qui s'y était accumulée. Il attribue la mort à l'influence de cette matière sur le cerveau de laquelle est résultée une attaque mortelle d'épilepsie. Le gentilhomme avait fait des excès considérables de coït, et voyant sa santé dépérir, il y avait renoncé pour vivre dans la continence la plus absolue : des accès d'épilepsie étaient survenus.

Zacutus se trompe ; ces accès étaient certainement dûs aux excès, aux pertes involontaires de semence qui les ont suivis, et non à la continence qui, sans doute était forcée, les facultés viriles étant affaiblies ou anéanties.

On ne saurait douter qu'il y eut ici une blennorrhée des parties profondes de l'urètre ; car si l'on a trouvé du pus verdâtre dans les canaux éjaculateurs, il devait y avoir un suintement de même nature : c'était une blennorrhée *prostaturique*, qui avait été causée par une excitation vive et souvent renouvelée des organes génitaux : nous offrirons des cas analogues dans le chapitre des causes.

C'est encore à cette phlegmasie chronique des parties profondes de l'urètre, que l'on doit rapporter les lésions trouvées par Benevoli. Cet auteur dit avoir vu chez trois hommes morts à la suite de rétentions d'urine, le verumontanum gonflé et ulcéré.

Cette rétention n'était-elle pas due à des rétrécissements de l'urètre ou à des affections de la prostate, qui avaient pour cause d'anciennes blennorrhées négligées ou mal traitées ? Quand au gonflement et à l'ulcération du verumontanum qu'on a si souvent constatés, n'oublions pas que la présence des sondes ou bougies dans l'urètre, qu'un cathétérisme maladroit et opiniâtre, un obstacle près du col de la vessie, peuvent les déterminer. M. Mercier a traité ce sujet avec un grand talent, et ses travaux, appréciés comme ils doivent l'être, rendront les médecins plus circonspects qu'ils ne le sont. M. Mercier a indiqué la présence de brides placées entre le verumontanum et la vessie. Ces brides sont sans doute la cause du soubressaut que le bec de la sonde éprouve avant d'entrer dans la vessie. M. Mercier a, par des faits, confirmé cette doctrine.

Sharp dit que le verumontanum peut être affecté, soit par un squirrhe, soit par un gonflement spongieux, avec ou sans ulcère. Voici un cas remarquable rapporté par cet auteur :

« Un homme de 50 ans qui avait été atteint de plusieurs gonorrhées dans sa jeunesse, avait depuis quelques années un écoulement puriforme par la verge : il mourut. On trouva la tunique interne de l'urètre enflammée et livide dans le bulbe; la portion épaisse du verumontanum était tuméfiée, rougeâtre et très humectée d'une humeur puriforme, jaunâtre ; son sinus large, profond, contenait une matière semblable. La prostate était gonflée et molasse; en la pressant on faisait sortir une sérosité jaunâtre.

On ne saurait nier, dans ce cas, « l'influence d'une phlegmasie de l'urètre sur les parties profondes de ce canal, à la suite de plusieurs blennorrhagies.

Nous avons vu que Morgagni a signalé plusieurs sortes d'altérations du verumontanum. Blegny a vu le verumontanum gonflé et dur. Dans ces cas, y avait-il une blennorrhée prostaturique ?

Lorsque le verumontanum, les canaux éjaculateurs sont déviés, le sperme n'est plus lancé au dehors pendant la copulation ; ou il tombe dans l'urètre, ou il est dirigé vers la vessie, et quelquefois, il entre dans ce réservoir pour en être chassé avec les urines ; aussi, toutes les fois que ce phénomène se montre, on peut soupçonner avec raison que la lésion précitée existe. Les autopsies viennnet confirmer ce diagnostic.

Lapeyronie parle d'un homme qui à la suite d'une gonorrhée négligée et mal traitée pendant deux ans et après une course à cheval, qui arrêta l'écoulement, eut un dépôt considérable sur le testicule droit. Quand il fut guéri, le sperme n'était plus comme auparavant dardé par l'ouverture du gland; il sortait de l'urètre en bavant. Du reste, les urines coulaient facilement et à plein canal. J. L. Petit a vu des cas semblables.

Lapeyronie rapporte aussi l'histoire d'un homme de 50 ans qui, après une gonorrhée mal traitée, ne pouvait plus darder la semence. Elle s'écoulait lentement après le coït, sans plaisir, en pressant la verge au moment où l'érection était tombée. Mort d'une affection aiguë 6 ans après, Lapeyronie trouva une cicatrice sur la portion du verumontanum qui regarde la vessie. Elle avait changé la direction des vaisseaux séminaux dont les ouvertures étaient tournées en haut et en arrière.

C'est avec raison que M. Lallemand croit qu'il y avait déviation des canaux éjaculateurs chez un homme qui, traité, il y a douze ans, pour une blennorrhagie suivie de suintement eut une épididymite avec dureté du canal déférent, et qui pendant le coït n'avait point d'émission apparente de sperme. Cette liqueur sortait en bavant après la chute de l'érection.

Chez un gendarme mort au Val-de-Grâce, à la suite d'une blennorrhée prostaturique qui durait depuis près de 15 ans, provenant d'une blennorrhagie très douloureuse vers le col de la vessie, nous avons trouvé la portion prostatique de l'urètre dure, gonflée, d'un tissu rougeâtre ; le verumontanum était tuméfié et l'ouverture des canaux éjaculeurs se dirigeaient vers le col de la vessie.

Cet homme que nous croyions atteint d'une maladie de la prostate, nous a raconté qu'au moment de l'éjaculation du sperme, il ne le voyait pas sortir du canal ; mais il sentait dans la région périnéale près de l'anus, un bouillonnement douloureux, et aussitôt après, cédant à l'envie d'uriner, il rendait avec les urines une matière blanchâtre, visqueuse, filante, qui se déposait au fond du vase sous la forme de granulations muqueuses.

A l'article où nous examinerons les dangers des excitations génitales et de l'abus des plaisirs de l'amour chez les personnes adonnées aux boissons spiritueuses, nous verrons que, dans ce cas, c'est presque toujours la portion prostatique de l'urètre et la prostate qui deviennent malades, et sont le siége d'une blennorrhée. Choppart en cite un cas remarquable. Il trouva à l'ouverture du cadavre, la vessie petite, le col rougeâtre ainsi que la tunique interne de l'urètre.

Nous allons extraire de l'excellent ouvrage de M. Mercier une observation fort intéressante.

Un homme âgé de 55 ans entre à l'hôpital de la Charité, en 1838, pour une rétention d'urine ; il n'a point eu d'affection vénérienne ; mais il a fait des excès avec sa femme pendant neuf ans. A 37 ans, il éprouve des besoins fréquents d'uriner , le jet de l'urine est mince , entortillé, bifurqué. Les urines sortent mieux après chaque copulation. A 49 ans, il cesse tout rapport sexuel; rétention incomplète d'urine. Avant chaque miction , il sort de l'urètre trois ou quatre gouttes d'une matière blanche comme du lait, visqueuse, filante. Une cystite survint pendant une rétention d'urine : il mourut.

Autopsie. — Portion prostatique de l'urètre enflammée et rouge ; verumontanum gonflé, presque sphérique, à 22 millimètres de distance du col vésical ; tuméfaction de la portion transversale de la prostate. — Valvule pylorique saillante, un peu creusée par les sondes sur le milieu de son bord antérieur , les bords latéraux sont peu augmentés.

Un liquide blanchâtre s'échappait avant l'excrétion de l'urine dans ce cas ; c'est le contraire lorsque la prostaturite existe sans une grande difficulté à uriner. D'où venait ce liquide ? C'était une secrétion de la portion prostatique de l'urètre, et non de la prostate. C'est aussi l'opinion de M. Mercier. Il y avait certainement une blennorrhée prostaturique du genre de celles que les auteurs ont nommée chaude-pisse sèche. Il existait sans doute, un suintement que le malade n'a point aperçu ; les dernières gouttes d'urine devaient être blanches, épaisses, muco-purulentes. Il a suffi d'excès vénériens pour donner lieu à la blennorrhée prostaturique ; Ce cas est plus fréquent qu'on ne le croit généralement : Nous en offrirons de nombreux exemples. L'infection vénérienne, ou la contagion syphilitique n'était pas la cause de la blennorrhée.

Nous avons déjà présenté, et nous offrirons encore des faits, qui prouvent qu'une blennorrhée négligée ou mal traitée , peut être suivie d'accidents les plus graves qui persistent jusqu'à la mort. On remarquera que ces faits viennent déposer de la gravité de toute blennorrhée des parties profondes du canal. C'est encore à M. La-

.lemand que nous allons emprunter les deux observations suivantes :

—M. à l'âge de 23 ans, blennorrhagie violente avec inflammation des testicules : traitement négligé ; — suintement persistant qui est abandonné à lui-même : bien souvent, le malade se reproche son incurie.—Emission des urines d'abord irrégulière, puis difficile, enfin impossible sans le secours du catethérisme: bientôt, pertes de semence caractérisées par une faiblesse des jambes, une marche chancelante; des congestions à la tête, des étourdissements ; une rougeur spontanée de la face, perte de connaissance; symptômes nerveux très variables. Le malade abusait des liqueurs alcooliques; son état maladif l'oblige à renoncer à cette fâcheuse habitude. Il meurt à 75 ans d'une congestion cérébrale.

Autopsie —Dans le cerveau, pas la moindre altération locale qu'on puisse regarder comme le résultat d'une maladie récente.—Poumons sains.—Canal digestif légèrement injecté. Vessie grande, remplie d'urine bourbeuse. Membrane muqueuse d'un rouge foncé, fortement injectée, couverte de petites ecchymoses.— Prostate de dimension et de consistance naturelles. — Vésicules séminales dilatées, à parois épaisses et denses, à surface régulière et presque sans bosselures, ni inégalités , contenant du pus épais et jaunâtre ; des abcès dans leurs parois. — Canaux déférents tortueux, complètement ossifiés dans l'étendue de trois pouces mais non oblitérés, contenant un liquide légèrement visqueux. La membrane muqueuse de l'urètre très injectée, surtout depuis le bulbe jusqu'à la vessie ; follicules muqueux fort développés.—Col de la vessie tuméfié, d'un rouge brun, sans consistance, sillonné de plusieurs déchirures récentes (faites sans doute par le bec des sondes).

Il est évident qu'une blennorrhagie dermoïde aiguë fut suivie de blennorrhée dont le suintement a persisté pendant cinquante ans, chose inouïe dans les annales de la science. Ce qui est encore plus remarquable peut-être, c'est que cet homme ait si longtemps résisté aux accidents dont la blennorrhée était la cause, lui surtout, qui abusait des liqueurs spiritueuses. C'est donc à la persistance de la phlegmasie de l'urètre, que sont dues les altérations trouvées après la mort. M. Lallemand a eu raison de dire : « Cette blennorragie négligée, souvent exaspérée, a été la cause première de la maladie qui a causé la mort cinquante ans plus tard. C'est peut-être bien extraordinaire, mais c'est rigoureusement vrai. »

Voici la deuxième observation.— A l'âge de 16 ans, coït avec une jeune fille dans les champs. — Quelques jours après : Blennorrhagie traitée par des boissons rafraîchissantes. — L'année suivante, l'écoulement revient : emploi des astrin. gents. — 2 ans après, usage de la bière : retour de l'écoulement.— Pendant un long voyage à cheval : écoulement reparu. — Un suintement persiste ; dernières gouttes d'urine visqueuse. —Marié, il remplit les devoirs conjugaux avec froideur, éjaculation rapide ; rapports rares. — Plus tard, vertiges, étourdissements, symptômes d'hypocondrie; irascibilité extrême, emportements, faiblesse des membres inférieurs ; nuits agitées, sommeil léger, interrompu par des tremblements nerveux, crampes, douleur et renversement de la tête en arrière : apoplexie imminente. Digestions difficiles, ventre tendu, météorisé, constipation opiniâtre; entièrement occupé de l'idée d'aller à la selle et de se donner du mouvement, altération dans les idées; urines troubles, épaisses, d'une odeur fétide, nauséabonde ; semblables à de l'eau dans laquelle des pièces anatomiques seraient restées en macération ; nuage floconneux comme d'une décoction d'orge, matières glaireuses , filantes et verdâtres au fond du vase ; globules épais, d'un blanc jaunâtre et non adhérents, comme des gouttes de pus.

Il est inutile de dire que ces urines dénotent une perte séminale , une inflammation chronique de la prostate et une suppuration des reins ; nous en parlerons lorsque nous traiterons des accidents consécutifs des blennorhées prostaturiques — On emploie divers moyens thérapeutiques contre les congestions cérébrales, contre les symptômes que l'on attribue à une gastrite, à une gastralgie et contre l'hypochondrie : toute espèce de traitement échoue. — Il n'est pas dit que sa femme ait jamais été malade. — Une dernière congestion mit fin aux jours de cet infortuné.

Autopsie. — Rein gauche d'un volume ordinaire, très ferme , rouge ; — rein droit d'un volume considérable. Une quarantaine de petits abcès depuis la grosseur d'un pois jusqu'à celle d'une noix ; les uns récents, les autres enkystés, tous renfermant un pus épais, crémeux. Dans les quatre cinquièmes du rein , le tissu est réduit à une membrane dense, coriace, remplie de cloisons. Membrane du bassinet rouge , villeuse. — Uretères, minces distendues, brunâtres , injectées. — Vessie ample , contenant deux pintes d'urine assez transparente. Parois minces ; fibres musculaires , faibles , écartées ; membrane muqueuse d'une couleur rosée , injectée. — Prostate saillante de 3 à 4 lignes en arrière du col de la vessie , dans une étendue d'un pouce et demi en surface ; matière albumineuse épanchée sur le péritoine voisin ; mollesse de la prostate au milieu, faisant saillie dans le rectum. — Vésicule séminale gauche, petite, brune, la droite comme atrophiée, entourée d'un tissu dense , fibreux et difficile à disséquer. — Au dessous de l'enveloppe fibreuse de la prostate , matière purulente , épaisse , opaque , filante , élastique, semblable à du pus pour la couleur et au mucus nasal pour la consistance ; une masse gélatineuse au milieu dont les filaments sortent par les follicules , dans le canal de l'urètre.

Laissons parler M. Lallemand sur cette observation. « Un écoulement urétral mal traité dans le principe, reparait sous l'influence de causes assez légères.... De là, les accidents observés jusqu'à la mort, de là, le caractère très remarquable des urines, caractère dont on soupçonne à peine l'importance aujourd'hui, parce que les charlatans ont rendu l'examen des urines presque ridicule. Ainsi, l'inflammation partie de cette portion de l'urètre (portion prostatique), où viennent aboutir les canaux excréteurs du sperme et de l'urine, s'est étendue peu à peu dans ces deux directions, a porté le trouble dans ces deux fonctions, et le désordre dans le reste de l'économie. En dernière analyse, tout remonte donc à la blennorrhagie, contractée vingt ans avant la mort. »

Doit-on rapporter à la blennorrhée, ces effrayants désordres que cause une recrudescence inflammatoire et qui, tout à coup, et le plus souvent au moment où l'on s'y attend le moins, amène une perforation du canal, un abcès urineux, la gangrène du scrotum, du périnée ; ces cas accidentels ne doivent pas être relatés ici. Pour

les bien connaître il faut lire ce qu'ont écrit Ch. Bell, Shaw, Gu-
therie, MM. Civiale et Leroy d'Etioles.

Nous croyons devoir borner ici nos recherches. Ceux qui vou-
dront multiplier les exemples que nous avons donnés, n'auront qu'à
ouvrir les livres publiés sur les rétrécissements de l'urètre, les maladies de la prostate, les affections de la vessie et des reins ; ils ne
manqueront pas d'observations qui, analysées logiquement, les feront arriver aux remarques diagnostiques et pratiques que nous ferons connaître à la fin de cette première partie.

Nous publierons dans la deuxième partie de cet ouvrage, l'observation d'un homme de cinquante-cinq ans qui, après une blennorrhagie,
sans doute, prostaturite aiguë, a conservé pendant trente-cinq ans un
suintement urétral qui a mis en défaut toutes les ressources ordinaires
de la thérapeutique. Cet homme nous a présenté l'image parfaite du
cas précédent, et il était arrivé au dernier degré de marasme et de mi-
sère, lorsque, consulté sur les maux qu'il éprouvait et dont il nous
donnait l'affligeante narration d'une voix éteinte, nous l'avons inter-
rogé sur l'état de ses fonctions génito-urinaires, et après une explo-
ration attentive, nous avons reconnu une blennorrhée prostatorique
avec gonflement simultané du bulbe et de la prostate. Il est traité par
nous, d'après ces indications, nous avons été assez heureux pour
rétablir le cours naturel des urines, et au fur et à mesure que cette
fonction revient à l'état normal, les symptômes de gastrite, de gas-
tro-entéralgie , les menaces de congestion cérébrale disparaissent.
Cependant nous n'osons pas nous flatter de le guérir.

CHAPITRE V.

DE LA DURÉE DES BLENNORRHÉES.

Ce serait anticiper sur ce que nous aurons à dire plus tard, que
d'indiquer ici les motifs, les circonstances et les causes qui abrègent
ou prolongent la durée de la blennorrhée. Disons, en passant, qu'elle
est plus ou moins longue ; suivant les moyens de traitement employés, surtout lorsque, ne voyant dans la blennorrhée qu'un écoulement de muco-pus, on s'obstine à le faire cesser, sans rechercher
la cause organique qui l'a produit, ou celle qui l'entretient : on la
voit alors résister à toutes les tentatives faites , et défier toutes les
médications ; elle semble s'opiniâtrer en raison des efforts irration-

nels que l'on fait, et si elle paraît céder quelquefois, elle reparaît bientôt, et se joue des combinaisons les plus savantes de la médecine.

Une blennorrhée qui s'est montrée rebelle pendant une longue suite d'années, cède enfin aux soins d'un médecin assez heureux pour découvrir sa cause organique, l'atteindre, la détruire sans retour. La blennorrhée dont la durée a été si longue peut exister sans inconvénient, ni pour le malade, ni pour les personnes avec qui il y a des rapports sexuels; mais le plus souvent elle étend ses ravages au delà du point ou des points primitivement lésés; elle détermine des affections secondaires, soit dans les organes génito-urinaires, soit dans les viscères de l'économie, et la mort, toujours affreuse dans ce cas, termine cette scène d'incessantes souffrances. Parmi les observations qui seront citées dans cet ouvrage, voici un aperçu de la durée de la blennorrhée.

50 ans, Lallemand. — 40 ans, Ducamp. — 36 ans, Lallemand. — 35 ans, Ducamp. — 33 ans, Desruelles. — 32 ans, Lallemand. — 30 ans, Lallemand, Desruelles. — 25 ans, Lallemand. — 25 ans, Lallemand. — 22 ans, Desruelles. — 21 ans, Lallemand. — 20 ans, Ducamp, Desruelles. — 19 ans, Lallemand. — 18 ans, Lallemand. — 17 ans, Desruelles. — 16 ans, Desruelles. — 14 ans, Lallemand. — 13 ans, Lallemand. — 12 ans, Desruelles. — 11 ans, Lallemand, Desruelles. — 10 ans, Ducamp, Lallemand. — 8 ans, Desruelles. — 7 ans, Lallemand. — 6 ans, Lallemand. — 3 ans, Lallemand, Malgaigne, Desruelles. — 2 ans, Lallemand. — 18 mois, Lallemand, Desruelles. — 6 mois Lallemand. — 3 mois, Lallemand.

Nous n'avons indiqué ici que celles des observations qui nous ont fourni des renseignements exacts sur la durée de la blennorrhée. Un grand nombre d'observations disent que cette durée a été très longue; mais la période n'en est pas assez bien précisée pour être rapportée ici.

Les deux extrêmes de durées qu'on ait observés sont 50 ans, 3 mois. Cette dernière blennorrhée ne devrait peut-être pas être notée, car il arrive souvent que la durée est plus longue, sans amener aucun accident; la blennorrhée peut alors guérir par des moyens ordinaires; mais toute blennorrhée qui dépend d'une lésion organique du canal, quelque soit le temps de sa durée, ne saurait céder qu'à un traitement approprié à la lésion qui l'entretient. En général, les blennorrhées balaniques n'ont pas une longue durée; cependant, Stoll et M. Lallemand citent des blennorrhées avec rétrécissement de la région balanienne du canal, qui ont duré 28 ans : nous en avons observé qui duraient depuis 14 et 15 ans.

Les blennorrhées pénisuriques ont une durée plus longue. M. Lallemand en a observé qui existaient depuis 30 ans, et nous en avons traité qui tourmentaient les malades depuis 20 et même 22 ans.

Les blennorrhées bulbosuriques, (du moins d'après les observa-

tions) ont eu une durée moins longue : 21 ans d'après M. Lallemand,
et 3 ans d'après notre observation.

Les blennorrhées prostaturiques sont celles dont la durée est la
plus considérable. M. Lallemand en a vu une qui durait depuis 50
ans ; Ducamp, depuis 40 ; M. Lallemand, depuis 36, et nous, depuis
35 ans.

CHAPITRE IV.

DES CAUSES DE LA BLENNORRHAGIE ET DE LA BLENNORRHÉE.

Avant le quinzième siècle, et dans les temps les plus reculés, les écoulements urétraux n'étaient pas exclusivement rapportés à la cohabitation avec une femme gâtée (*fœda mulier*) ; trente ans après
l'épidémie de Naples, toute cause étrangère à l'acte vénérien
était rejetée par les auteurs, et pendant près de trois siècles, l'écoulement urétral aigu, sous le nom de *gonorrhée*, faisait partie des
symptômes de la syphilis : la gonorrhée marchait l'égale de l'ulcère
vérolique.

Ils se trompaient bien évidemment ceux qui croyaient que la
blennorrhagie est toujours produite par une cohabitation suspecte ;
que cette maladie est l'un des symptômes de la syphilis ; que
dans tous les cas, il est possible de distinguer la blennorrhagie
syphilitique de celle qui ne l'est point, et que, dans un grand
nombre de circonstances, on doit craindre l'apparition prochaine
ou éloignée de phénomènes réputés constitutionnels d'infection.
Sans nous préoccuper actuellement de ces questions, nous allons rechercher les causes qui peuvent, d'une manière générale,
prédisposer ou donner lieu à la blennorrhagie et à la blennorrhée.

Quand on examine avec soin tous les faits publiés, et qu'on a eu
de fréquentes occasions d'observer la blennorrhagie, et surtout la
blennorrhée, on a lieu de s'étonner que les auteurs aient donné si
peu d'attention aux influences des excitations génitales, comme
causes prédisposantes et même efficientes de la blennorrhagie, principalement de la blennorrhée.

L'excitation génitale résulte de tout acte, de toute manœuvre,
de toute pensée qui, directement ou indirectement, agit pour satisfaire des appétits vénériens contre nature, se procurer des joui

sances prématurées, solitaires, repaître l'imagination d'idées lascives
et érotiques, arrêter l'excrétion du sperme, prolonger l'acte du coït,
ou provoquer à l'action des organes fatigués ou affaiblis, soit par
des excès, soit par les progrès de l'âge; enfin, de toute cause qui mette
ou maintienne en action les organes génitaux, et y détermine une
surexcitation anormale souvent répétée, ou trop longtemps prolongée.

Cette surexcitation donne lieu à des phénomènes de congestion,
de stase des fluides, d'éréthisme, qui ébranlent les parties solides,
sollicitent l'action des glandes, des follicules, des cryptes muqueux,
des tissus nervoso-vasculaires déjà si excitables par leur organisation
et le but pour lequel ils ont reçu leur complet développement. Et
pour ne parler ici que de ce qui doit nous occuper, nous dirons qu'on
voit souvent, à la suite de ces phénomènes, le mucus sécrété à l'état
normal par la membrane muqueuse de l'urètre, par ses glandes,
ses follicules, et notamment ceux de la prostate, être grandement
modifié dans ses qualités physiques; on voit sa quantité augmentée
produire un écoulement plus ou moins considérable de mucus
ou de muco-pus avec ou sans douleurs et érections, envies fréquentes d'uriner, mais le plus souvent avec absence de ces phénomènes, et constituer, dans l'un et dans l'autre cas, une sorte de sécrétion dont il n'est pas toujours possible d'indiquer la cause pathologique, et que l'on pourrait regarder comme essentielle, si l'on
négligeait d'étudier l'action physiologique et morbide des causes
qui l'ont déterminée.

« Si quelqu'un veut forcer ou une fille ou quelque femme inexo-
rable, dit Fabrice d'Aquapendente, et n'en peut venir à bout, il se
trouve atteint de ce mal. » Il nous semble que cet observateur a eu
en vue la blennorrhée; car il ajoute que « la maladie, contractée
par cette cause, peut durer trois ou quatre ans. » D'après ce que dit
Fabrice, des érections soutenues, un violent désir non satisfait de
copulation, seraient donc une cause d'écoulement urétral.

Les excès de coït auxquels se livrent les jeunes époux dans les
premiers jours du mariage, suffisent quelquefois pour amener un
écoulement par les parties sexuelles. B. Bell parle de cette cause,
que J. Hunter avait déjà signalée.

M..., éperdûment amoureux d'une jeune femme qui était la maîtresse d'un de
ses amis, sollicite celle-ci à répondre à ses désirs; attirés l'un vers l'autre plutôt par les écarts d'une imagination lascive que par l'attrait d'un véritable
amour, ils profitent de l'absence de l'amant titré, passent les journées et les nuits
ensemble, répétant outre mesure le coït, et le prolongeant par des artifices d'une
blâmable et dégoûtante débauche. A peine huit jours s'étaient écoulés qu'une
vive irritation des parties génitales succède, et qu'appelé à y remédier, nous
constatons chez la femme une urétro-vaginite et chez l'homme une blennorrha-

gie. Le repos absolu, des bains prolongés, tous les moyens calmans et adoucis-
sans les plus usuels furent employés : la femme guérit en peu de temps ;
mais le jeune homme vit succéder à son écoulement blennorrhagique, une blennorrhée qui siégeait dans les parties profondes du canal de l'urètre.

« Une tentative de viol, dit Cullerier oncle, peut produire un
écoulement par l'urètre. » D'après ce que m'a dit le docteur So-
phiano Poulo, médecin de Valachie, à l'époque où il suivait mes
cours de maladies vénériennes et ma clinique au Val-de-Grâce,
il n'est pas rare d'observer chez les Valaques, immédiatement après
les noces, des écoulements aux organes génitaux. Weizmann, médecin à Bucharest, a souvent observé des blennorrhagies contractées
non-seulement chez les gens du peuple, mais encore parmi les grands,
après les premières nuits des noces passées avec des femmes dont la
virginité ne pouvait être mise en doute. Mais, suivant Weizmann,
d'autres causes concomittantes aideraient aux excès des premiers jours
du mariage, dans leur action sur les organes génitaux ; pour déterminer plus fréquemment, que sans elles, les écoulements urétraux. Parmi ces causes, se trouveraient la chaleur du climat, l'u-
sage d'une nourriture échauffante et une sorte d'endémie de
maladies de la peau. Ces réflexions sont pleines de justesse ; nous
verrons plus loin l'influence de ces causes sur la production des
blennorrhagies et des blennorrhées partielles.

M. Dubled ne balance pas à mettre les excès vénériens au nombre des causes qui, « en augmentant l'action des cryptes muqueux
de l'urètre, donnent naissance à la blennorrhagie. »

« C'est une chose avérée, dit le docteur Deslandes, que des excès
entre deux individus, dont les parties génitales sont d'ailleurs parfaitement saines, peuvent produire chez l'un d'eux ou même chez
l'un et l'autre, une blennorrhagie plus ou moins intense, » c'est
la blennorrhée qu'on observe plus fréquemment à la suite de ces
excès.

Il est des hommes qui ont la faculté d'éjaculer à volonté, et qui,
pour prolonger des jouissances et faire parade de leurs prétendues
forces viriles, ne laissent échapper la semence que lorsque le coït
a duré un temps considérable. Des libertins profitent de cette
faculté pour se montrer vaillants en amour : ce jeu est dangereux pour les femmes qu'il fatigue. Des pertes sanguines,
des engorgements, des phlegmasies du col utérin, des flueurs
blanches, des couches prématurées, reconnaissent souvent pour
cause la prolongation outre mesure de l'acte copulatif, ou sa trop
fréquente répétition. Les hommes qui abusent de ces excitations
prédisposent les parties profondes de l'urètre, la prostate, la vessie
elle-même à l'irritation. Ce n'est jamais en vain qu'on trompe le
vœu de la nature et qu'on transgresse les lois de l'organisme. Tout

organe, qui est le siége d'une action, se congestionne, si l'excrétion qui doit résulter de l'action n'a pas lieu dans le temps voulu. Ces cohabitations exagérées et répétées sans résultat, produisent le retour des érections le jour qui suit ces tentatives volontairement avortées ; elles font se succéder les congestions sanguines dans les tissus glanduleux et spongieux de l'urètre ; un malaise, des douleurs lombaires, un tremblement inaccoutumé des membres inférieurs; des alternatives d'excitation et d'affaissement se font sentir. Il y a comme un poids vers l'anus, des envies fréquentes d'uriner, la sécrétion rénale est augmentée ; les testicules sont endoloris ; le plus souvent, l'un d'eux éprouve un gonflement anormal ; ces douleurs se propagent vers le cordon, suivent son trajet dans l'abdomen ; un engourdissement incommode se fait sentir dans la région du cervelet; il y a toujours une faim factice qui, satisfaite, donne lieu à de mauvaises digestions. Home dit que, dans l'Inde, les hommes ont l'habitude de prolonger l'acte du coït ; il attribue à cette cause le grand nombre de blennorrhées que l'on observe dans ce pays.

Si ces folles et imprudentes excitations génitales se répètent souvent, il sort bientôt de l'urètre un fluide incolore ou légèrement blanchâtre, filant, muqueux et poisseux, qui laisse sur le linge des plaques grisâtres, empesées, comme si une décoction d'amidon sali y aurait été épanchée. De temps en temps, des taches de même nature, mais jaunâtres, moins grandes, se déposent sur le linge. C'est alors que la blennorrhée existe, et qu'elle suit sa marche et ses progrès. Cette blennorrhée a son siége dans les régions profondes de l'urètre ; elle s'accompagne d'une lésion du verumontanum, des canaux éjaculateurs, de la prostate et du col de la vessie ; les urines déposent un sédiment blanc.

Si la cause est éloignée ou écartée, tout peut rentrer dans l'état normal ; mais il restera toujours une sensibilité plus grande de ces parties qui, de préférence à toute autre, seront affectées de blennorrhagie et de blennorrhée secondaires extrêmemement difficiles à guérir.

Si, au contraire, la cause subsiste, que les phénomènes précités s'observent, la faculté d'arrêter l'éjaculation se perd, les érections n'ont plus qu'une durée limitée, la projection du sperme n'a plus lieu ; il sort en bavant, ou sa sortie est extrêmement hâtive. Il y a alors des pertes prostatiques et séminales qui amènent des accidents extrêmement graves.

En écrivant ces lignes, nous avons présent à notre mémoire un de nos camarades qui mourut de consomption en 1846. A cette époque, nous étions loin d'attribuer à la cause que nous venons d'indiquer la mort de notre ami. Robuste, aux cheveux noirs, à la carnation bien fournie, remarquable par sa force et sa vigueur, B..., âgé de 24 ans, avait pour maîtresse une demoiselle qu'il ne pouvait épouser et qu'il craignait de rendre mère. Dans les fréquentes relations qu'il avait avec elle, il s'était accoutumé à prolonger le coït outre mesure, sans éjaculation : il durait des demi-heures, et se renouvelait autant de fois que l'un et l'autre pouvaient le supporter. Ce dangereux manége s'est répété jusqu'au moment où les phénomènes précités se sont montrés. D'abord, ce fut un écoulement de fluide prostatique, puis une sécrétion blennorrhoïque; enfin l'impuissance, des pertes involontaires de semence, un marasme précédé d'affections dont on ne connut alors ni la nature, ni la cause : il mourut dans la consomption.

Voici deux observations qui prouvent que ces excitations génitales souvent répétées peuvent produire la blennorrhée.

M. A., âgé de 22 ans, ne voulant pas cohabiter avec des femmes, dans la crainte de contracter la syphilis et retenu, par les dangers de la masturbation, avait pris l'habitude, pendant son sommeil, de frotter sa verge contre les draps du lit, comme s'il exerçait la copulation. D'abord, cette manœuvre n'était suivie d'éjaculation que fort tardivement, et après des efforts répétés. Six mois s'étaient à peine écoulés, que le sperme sortait de l'urètre presque aussitôt que la verge était en contact avec les draps du lit, le corps mis dans la position du coït. Bientôt, il survint des envies fréquentes d'uriner, avec pesanteur vers l'anus, douleur au perinée, écoulement d'un mucus filant, blanchâtre; abattement des forces, perte de la mémoire, idées sinistres. Plusieurs traitements furent suivis sans succès. On employa infructueusement les réfrigérants, les toniques, les astringents. Il vint me consulter ; voici son état: érections continuelles pendant la nuit, éjaculation spermatique peu fréquente ; mais perte continuelle d'un mucus filant, visqueux, blanchâtre (sans doute prostatique); envies fréquentes d'uriner, spasmes du canal de l'urètre, urines rendues avec douleur manifestée au périnée ; pesanteur dans les lombes, lassitude, abattement ; urines déposant un sédiment blanchâtre, grumeleux, ne contenant pas de zoospermes ; digestions pénibles, constipation. Ces symptômes me firent diagnostiquer une blennorrhée prostaturique avec supersécrétion de la prostate. Des bains de fauteuil avec de l'eau de son tiède, un régime doux et léger, de petits lavemens d'eau de graine de lin froide, le repos et l'usage de l'extrait aqueux de seigle ergoté amenèrent bientôt une notable amélioration: les érections se calmèrent. Les urines déposant toujours en très grande quantité le sédiment dont nous avons parlé, nous avons administré l'acide benzoïque. Un mois après l'usage de ce médicament, tous les accidens avaient cessé, et la santé de M. A... était revenue à l'état normal.

Mon excellent ami, le docteur Descuret, que son ouvrage (la *Médecine des Passions*) a placé parmi les médecins philosophes et les praticiens les plus distingués de Paris, m'adressa, en novembre 1844, un jeune homme âgé de 25 ans, maigre, pâle, faible, qui, quoique doué d'intelligence, avait peine à rassembler ses idées. Il me raconta les choses suivantes : « Je ne me suis jamais masturbé, je n'ai point encore connu de femmes. Il y a deux ans, j'eus des excitations souvent renouvelées de l'organe génital, me trouvant dans la société de femmes dont j'affectionnais la fréquentation ; je fus sujet à des pollutions nocturnes qui me fatiguaient et me faisaient éprouver un affaiblissement très considérable. Pour mettre fin à ces pertes, on me conseilla de poser la verge sur le ventre, et de l'y maintenir au moyen d'une ceinture que je garderais la nuit : ce conseil réussit, mes pollutions cessèrent ; mais elles furent remplacées par de continuelles érections qui étaient fort douloureuses ; et ne me permettaient aucun moment de repos. Pour obvier à ce nouvel inconvénient qui m'affaiblissait autant que les pertes de semence, j'entrepris de suivre plusieurs traitements, sans en éprouver aucun soulagement. Un mécanicien imagina de fabriquer un anneau à la partie interne et supérieure duquel se trouvait une pointe ; chaque soir, la verge était passée dans cet anneau, et quand l'érection la gonflait, sa pression contre la pointe me faisant éprouver une sensation douloureuse, m'obligeait à me lever. Ce moyen, plus mauvais que tous ceux que j'avais employés, fut néanmoins continué avec aussi peu de succès que tous les autres. »

On sait l'état dans lequel il vint me consulter. Aux symptômes que nous avons rappelés, nous devons ajouter que les urines entraînaient une multitude de filaments blanchâtres ; qu'après une nuit passée en érection, il sortait de la verge une assez abondante sérosité ressemblant à de l'eau gommeuse et filante ; et pendant la défécation, une liqueur blanche, visqueuse, assez semblable au sperme. Chose remarquable! si pendant ces nuits passées en érection, le malade eût eu près de lui une femme, il l'aurait repoussée; tant ces érections, que j'appellerais volontiers morbides, l'excitaient peu à l'acte du coït : elles produisaient de la douleur, et non l'attente d'un plaisir. D'après mes conseils, M. P. prit de l'extrait aqueux de seigle ergoté : dès la première nuit il dormit, les érections furent calmées, huit jours après il n'y en avait presque plus. Ce malade, que je revis plus tard, ne voulut pas consentir à la cautérisation des parties profondes du canal : je crains qu'il ne tombe entre les mains de quelque charlatan qui exploitera sa faiblesse d'esprit.

Était-ce une blennorrhée ou une perte séminale qui avait lieu chez le jeune seigneur dont parle Van Hers?

Dès l'âge de 10 ans, il couchait avec de jeunes filles qui exerçaient sur lui de lascifs attouchemens. Devenu impuissant à l'âge de 16 ans, il excrétait par la verge, sans érection et au moindre contact, un liquide semblable à du sperme.

Il y a une distinction à faire entre les pertes produites par une supersécrétion de la prostate et celles qui résultent de l'évacuation involontaire de la semence; les phénomènes locaux et généraux sont différents, les accidents dissemblables. Nous aurons occasion de traiter ces questions lorsque nous nous occuperons de la prostaturite aiguë et de la blennorrhée prostaturique.

Il est des hommes qui, dans la crainte de compromettre les femmes avec lesquelles ils cohabitent, ou dans une intention non moins coupable, de rendre nul l'acte copulateur exercé avec leur propre femme, compriment la base de la verge au moment de l'éjaculation ; cette manœuvre inexcusable, dans l'un comme dans l'autre cas, peut être la cause d'une blennorrhée et d'accidents graves. Le sperme qui est retenu, va frapper les parties profondes de l'urètre et les irrite. Cette liqueur rentre quelquefois en partie dans la vessie après avoir disten du outre mesure la portion membraneuse de l'urètre, irrité le verumontanum, et fait dévier les orifices des canaux éjaculateurs. M. le professeur Lallemand en rapporte deux exemples que nous fe-

rons connaître dans la troisième partie de cet ouvrage. Chez le sujet de la première observation, il y eut des pertes séminales par cette
cause, et nous savons déjà qu'elles sont précédées de blennorrhée.
Chez le sujet de la deuxième observation, les pertes séminales n'eurent point lieu ; mais le sperme n'était plus lancé, il rentrait en partie dans la vessie : les canaux éjaculateurs étaient déviés de leur direction. Quoiqu'on ne fasse pas mention d'écoulement, nous ne
saurions douter qu'il y eût chez ces deux hommes une blennorrhée
prostaturique.

Nous rapporterons dans la troisième partie, l'observation d'un
jeune homme qui fut atteint de blennorrhagie et plus tard d'une
blennorrhée avec pertes séminales pour avoir empêché l'éjaculation
par une forte pression de la verge. Le frère aîné et le frère puîné de
ce jeune homme, contractèrent aussi une blennorrhée à la suite d'é-
rections prolongées et d'infructueuses tentatives auprès d'une jeune
fille.

Ces faits sont remarquables : nous y reviendrons. Chez ces trois
frères atteints de blennorrhée sans avoir connu de femme, mais bien
à la suite de manœuvres, de désirs érotiques, d'excitations génitales, existait-il une prédisposition congéniale qui les poussait à s'occuper d'idées lascives ? Leur constitution était robuste, leur faculté
virile était sans doute très grande.

Nous pouvons déjà constater que les excitations anormales des organes génitaux retentissent principalement dans la membrane muqueuse de l'urètre, presque toujours dans la région du canal qui
avoisine le col de la vessie. Il se fait alors une sécrétion de mucus
visqueux, blanchâtre, qui vient des follicules de la prostate, et qui,
en se desséchant, salit le linge de taches semblables à celles que du
blanc d'œuf y aurait laissées. « Cet écoulement qu'on peut prendre
pour un commencement de blennorrhée, dit le docteur Deslandes,
arrive souvent chez des individus qui se repaissent d'idées lascives ;
il a lieu habituellement par l'extrémité de la verge, sans qu'il y ait eu
masturbation ou coït. » Ainsi, d'après notre ingénieux confrère, une
simple réaction des centres nerveux sur les organes génitaux suffirait pour déterminer en eux une action anormale qui amènerait
un écoulement blennorrhoïque.

Nous devons encore appeler l'attention du lecteur sur des sortes
d'excitations génitales qui sont aussi des causes de lésions des organes génitaux, et qui peuvent produire des blennorrhées dont il importe de connaître la source.

Chez les personnes dont l'âge a affaibli les forces génitales, il est
une sorte d'érection à laquelle elles ne sauraient répondre sans courir de véritables dangers : nous voulons parler des érections qui se
manifestent au lit, le matin, quand la vessie contient une quantité

toujours assez considérable d'urine amassée pendant le sommeil. Ces érections, trop souvent prises pour un besoin réel du coït, pour une manifestation de puissance qui n'existe pas, trompent les vieillards et les hommes dont les facultés copulatives décroissent. Aussi, la miction n'est pas plutôt opérée que la verge tombe, devient flasque, et ne reprend que difficilement sa rigidité; mais, même dans ce dernier cas, l'érection est trop incomplète pour accomplir l'acte.

Il est imprudent, il est dangereux, de pratiquer le coït pendant l'état de plénitude de la vessie. Dans cette disposition, les régions prostato-vésicales souffrent; le besoin d'uriner cède le pas à l'action vénérienne; mais l'organe contrarié dans sa fonction, éprouve un malaise qui se fait ressentir pendant le coït, se prolonge même assez longtemps dans la journée; l'action d'uriner s'exerce péniblement, et il laisse dans l'économie un affaiblissement qui se fait sentir aux lombes, autour du bassin, au dessous du pubis, quelquefois au périnée et à l'anus, et que partagent surtout les organes digestifs.

M. le docteur Mercier, dont les travaux sur les maladies de la prostate méritent si bien d'être consultés, nous paraît n'avoir pas assez arrêté son attention sur les causes dont nous venons de parler. Ce médecin dit avec raison que les maladies de l'appareil urinaire sont très fréquentes chez les hommes âgés. Est-ce l'âge qui déterminerait ces affections? Ces hommes n'auraient-ils pas contracté de bonne heure le vice de la masturbation? excité les organes sexuels avant leur entier développement? n'auraient-ils pas abusé de leurs facultés génitales pendant l'âge de la virilité? fait abus des boissons alcooliques? et, parvenus à l'âge où les organes génitaux s'affaiblissent, sont-ils restés assez sages pour écouter l'avertissement de la nature? ont-ils été exempts de blennorrhagie? En examinant les faits publiés, et en les comparant à nos observations, nous voyons que la succession des années n'est pas la seule cause des maladies de la prostate; il y a eu des excitations génitales, des abus commis dans l'acte du coït, un régime stimulant continué, une ou plusieurs blennorrhagies mal traitées, négligées, des blennorrhées longues, opiniâtres, qui ont succédé; enfin on observe qu'une foule de causes modificatrices ont agi sur les parties profondes de l'urètre, tantôt en y laissant une incessante excitation, une irritation passagère, ou une phlegmasie latente, dont l'existence méconnue ne se serait montrée que par des phénomènes blennorrhéïques. Si M. Mercier ne l'exprime pas aussi explicitement que nous le faisons, cette pensée est celle de cet habile observateur, car il s'empresse de dire que trois causes concourent à rendre fréquentes, chez les hommes âgés, les maladies de la prostate, savoir : 1° la longueur et l'étroitesse du canal; 2° les affections de la glande, et 3° la fréquence de la blennorrhagie.« Presque toutes, dit-il, proviennent d'obstacles matériels au libre écoulement de l'urine ; et il ajoute : «La fréquence des blennorrhagies en est la principale cause.»

Il est une espèce d'excitation génitale qui peut aussi produire de fâcheux effets. Trop souvent, des femmes que l'érotisme excite, que l'intérêt captive, sollicitent des jeunes gens inexpérimentés ou d'imprudents vieillards à des retours de cohabitation, par des attouchemens qui ne causent que des érections factices. On ne saurait trop s'élever contre de semblables abus qui congestionnent, contre le vœu de la nature, des organes déjà fatigués par des rapprochemens abusivement répétés, ou dont on doit s'abstenir.

Il nous reste à signaler une manœuvre périlleuse employée pendant le coït. Cet acte, pratiqué debout et répété plusieurs fois dans cette position, produit dans les membres inférieurs un état de faiblesse qui se manifeste par un tremblement inaccoutumé, un défaut d'assurance de la contraction musculaire.

Nous avons connu un jeune homme chez qui cette cause avait amené un tremblement habituel des membres inférieurs avec une étreinte continuelle et très gênante du bassin, des douleurs au sacrum et une constipation opiniâtre. Comme il y avait perte de sensibilité à la peau des extrémités, que la marche était mal assurée, qu'il y avait des fourmillemens dans les pieds, et que de temps en temps, le malade se laissait choir, on avait cru à l'existence d'une myélite et l'on avait parlé de moxas : il vint me consulter, j'appris les détails que je viens d'indiquer, et je pensai que cette prétendue myélite n'était que la suite des fatigues des coïts abusivement répétés debout et des déperditions séminales qu'ils avaient déterminées, en un espace de temps très court ; je crus que le malade était atteint d'une névralgie des plexus nerveux du bassin. L'emploi du galvanisme, des douches d'eaux sulfureuses de Cauterets sur le sacrum et les fesses, ont fait disparaître cette affection qui néanmoins a laissé un peu d'affaiblissement dans les membres inférieurs.

Il y a peu de mois, nous avons reçu de la province une lettre consultative, ainsi conçue :

« J'ai 58 ans, ma constitution est robuste ; très jeune, j'ai abusé de la masturbation, puis des femmes ; j'ai contracté à l'âge de 24 ans, une blennorrhagie qui a été négligée, et il m'est resté un suintement jusqu'à l'âge de 44 ans. Privé de femmes pendant longtemps, j'ai rencontré dans mes voyages une demoiselle avec laquelle mes relations étaient fréquentes ; mais dans la crainte de la rendre mère, je prolongeai les jouissances sans éjaculer. Ces coïts me fatiguaient beaucoup, et ont fait reparaître mon suintement. J'avais alors comme une espèce de griffe qui me serrait les reins et la ceinture ; mes urines déposaient beaucoup, mes forces m'abandonnaient, je perdais souvent ma semence. Obligé de partir pour un voyage lointain, je me privai de femmes pendant dix-huit mois, ma santé se rétablit. Arrivé dans une ville d'Italie, je fis la connaissance d'une dame que je ne pouvais voir qu'à la dérobée. Nos relations se faisaient debout. Ce manége dura trois mois, et se répétait plusieurs fois par jour ; souvent l'éjaculation n'avait pas lieu. Bientôt, je sentis des engourdissemens dans les membres inférieurs, des sortes de faiblesses qui me rendaient peu ferme sur mes jambes. Après chaque coït où l'éjaculation avait lieu, un tremblement des membres

m'obligeait à m'asseoir. La griffe de la ceinture me reprit, je sentis des four-
millements dans les pieds ; ma marche devint de moins en moins assurée. Les
digestions se dérangèrent, des constipations opiniâtres m'obsédaient et ne cédaient qu'à des pilules purgatives; enfin, je ne pus plus me tenir sur mes jambes,
et aujourd'hui je ne marche qu'en les traînant.... »

Cette histoire, que nous relaterons dans la troisième partie de cet
ouvrage, me rappelle celle que nous avons rapportée plus haut.
M..., qui m'écrit, n'est point atteint de myélite, comme on pourrait le croire d'après le récit qu'on vient de lire. C'est une névralgie des plexus nerveux du bassin. Nous avons conseillé des frictions fortifiantes autour du bassin, des lavements avec l'extrait de
valériane et de belladone, des pilules d'aconit, en attendant que M...
puisse aller prendre les eaux et les bains de Saint-Amand. En étudiant les influences de la blennorrhée sur l'économie et sur les divers organes qui la composent, nous reprendrons ces faits, que
nous rapprocherons d'autres faits à peu près semblables.

Un grand nombre d'auteurs ont vu les accidents précités, suivre
les manœuvres solitaires : la masturbation a été signalée par eux
comme un dangereux abus. B. Bell, Swediaur, Cullerier, oncle;
MM. Lallemand, Deslandes et Jourdan, ne doutent pas que l'habitude
de cet acte contre nature, ne puisse produire des écoulements
urétraux et amener les maladies les plus graves.

Plusieurs exemples de blennorrhées, produites par la masturbation, ont été rapportés par J. F. Gloss. Choppart, parle d'un jeune
homme de vingt-deux ans, adonné à la masturbation, qui avait
un suintement habituel de sérosité blanchâtre et muqueuse de l'u-
rètre. Ce suintement, ajoute Choppart, ne pouvait être supposé vérolique ; ce jeune homme n'avait eu commerce avec aucune femme.

Le docteur Théraube, dit avoir connu un jeune homme qui, au
bout d'un an, ne pouvait plus s'abandonner à sa brutale passion, sans
éprouver un écoulement qui le faisait beaucoup souffrir. Le docteur Deslandes cite un cas du même genre : il croit ce résultat de
la masturbation plus commun qu'on ne le pense généralement. Il
parle aussi d'un jeune masturbateur qui avait un semblable écoulement depuis plus de six mois, sans jamais avoir cohabité avec une
femme. Gloss, qui a observé ce fait, n'hésite pas à regarder cette
blennorrhagie comme un résultat de la masturbation, dont le malade avait contracté l'habitude même avant la puberté.

M. Lallemand se range de cet avis; il dit : « La masturbation peut
produire des urétrites aussi intenses que celles qui sont déterminées
par le coït. Ces écoulements, dit encore cet auteur, ne sauraient
être attribués qu'à la masturbation ; les malades n'ayant pas vu de
femmes, et plusieurs s'étant masturbés avant l'âge de puberté. Ces
circonstances prouvent aussi, suivant lui, que la matière excrétée

n'est pas du sperme. Il rapporte des faits de blennorrhée et de blennorrhagie causées par la masturbation ; nous y reviendrons plus tard.

Nous avons constaté un fait que nous rapporterons à l'article Bulbosurite, et qui prouve que l'habitude de la masturbation peut certainement déterminer la blennorrhée. Chez le malade dont nous voulons parler, une blennorrhagie survint après des excitations génitales, à la suite de laquelle la blennorrhée habituelle reparut.

Les observations que, dans son ouvrage sur les pertes séminales, M. Lallemand rapporte sous les nᵒˢ 12, 22, 24, 25, 26 et 27, reconnaissent aussi pour cause l'abus de la masturbation.

La masturbation est un vice que l'on contracte par imitation, par curiosité, rarement par instinct, plus souvent dans le dessein de se procurer des jouissances, et que l'on continue par habitude, ou par un penchant irrésistible au plaisir qu'elle procure. Le masturbateur est un égoïste, dont le caractère est personnel ; il recherche le masturbateur, il se plaît dans la société de celui devant lequel il ne rougit point de ses faiblesses ; mais il fuit la compagnie de ceux qui n'ont aucun attrait pour les plaisirs solitaires : on le voit s'isoler du monde, et n'être bien qu'autant qu'il puisse, sans crainte de surprise, se livrer à sa farouche habitude.

Chez le très jeune homme qui se livre, pour la première fois, à la masturbation, il y a une sorte d'amour-propre satisfait à la vue du sperme qui lui annonce sa puissance virile ; il se croit homme et se grandit à ses propres yeux. Je soupçonne ce sentiment être pour quelque chose dans l'habitude qu'il va contracter. Mais elle a aussi d'autres causes ; parmi ces causes : celle qui le sollicite davantage à répéter l'acte, est sans contredit l'excitation des organes génitaux, qui semble s'accroître à mesure que la faiblesse du corps fait des progrès. Le masturbateur sent bien que chaque jour lui enlève des facultés physiques et intellectuelles, et cependant chaque jour, tout en regrettant de glisser vers l'abîme dont il approche, il ne peut se soustraire à cet entraînement auquel l'excite l'état d'irritation où se trouvent ses organes génitaux.

Il est des causes de masturbation qui sont étrangères à celles dont nous venons de parler ; ces causes qui, presque toutes, portent aux organes de la génération une excitation qui se change en un besoin impatient de se satisfaire, sont les suivantes : des ascarides du rectum qui communiquent leur irritation de l'anus au col de la vessie ; des affections dartreuses qui portent dans le canal de l'urètre une démangeaison et un prurit continuels ; une accumulation de matière sébacée entre le gland et le prépuce, qui oblige à des attouchements répétés ; une irritation du cervelet qui, d'après quelques auteurs, va retentir dans les organes génitaux ; une espèce d'angine, la phthisie pulmonaire, dont la sympathie est mieux connue qu'expliquée; des attouchements imprudemment faits par des nourrices ou des bonnes d'enfants qui éveillent avant l'époque le sens génital; la corruption d'enfants par des domestiques, des précepteurs ou des femmes, laquelle dirige la pensée vers un centre dont les sensations sont et doivent rester méconnues et incomprises; la précocité de certains enfants vis-à-vis desquels on n'observe aucune retenue dans les paroles et les gestes; le châtiment exercé sur les fesses d'un enfant par la main d'une femme, lequel excite les organes sexuels avec plus de force qu'on ne saurait le croire; la vue de femmes qui s'habillent, sont au lit, tiennent des propos suspects, se montrent dans un état de nudité, font naître des pensées qui de longtemps ne devaient avoir cours dans la tête des jeunes hommes.

Toutes ces causes, et beaucoup d'autres encore, qui tiennent à la corruption de nos mœurs, à notre civilisation, à nos habitudes; qu'on rencontre dans la fréquentation de nos théâtres; dans la lecture de nos livres, de nos romans surtout, dans tout ce que voit et observe l'enfant qui joue autour de nous, jusque dans de chastes baisers donnés à une épouse devant lui, peuvent, avant la puberté, ou lorsque cette révolution s'accomplit, devenir des excitations à la masturbation.

Cette manœuvre produit des effets plus ou moins funestes, suivant l'âge où elle est exercée. Avant la puberté, elle affaiblit la constitution à tel point, que jamais l'enfant ne deviendra un homme complet. Pendant la puberté, elle trouble la nature dans la révolution qu'elle opère; après la puberté, elle ôte au corps les éléments de virilité qui viennent à peine de se montrer et de s'harmoniser avec les organes de l'économie.

Cependant, ce qui est excès pour les uns en masturbation et en coït, peut être modération pour d'autres. Lorsque l'on juge cette question, il faut avoir égard à l'âge, à la constitution, au pays, au genre de vie, et je dirai presqu'à l'éducation et au développement d'esprit du sujet qu'on étudie. Il faut aussi tenir compte de la manière par laquelle ces excès ont eu lieu. On comprend ainsi les différences qui se remarquent entre les masturbateurs et les divers effets qui résultent de l'habitude à laquelle ils sont sujets.

Quand on étudie les influences de la masturbation sur les organes génitaux masculins et leurs annexes, on observe des phénomènes singuliers, frappants de ressemblance avec les phénomènes blennorrhéiques des parties bulboso-prostatiques du canal de l'urètre. Toute l'action organique se passe entre le bulbe urétral et le col vésical, et de là elle va retentir dans les organes qui s'écrètent, conduisent et réservent les urines et la semence, mais principalement dans ceux de cette dernière espèce.

Chaque fois que cette action se repète, elle ébranle les systèmes nerveux céphalo-rachidien et organique, en portant ses influences sur les organes qui sympathisent avec l'appareil génital. L'évacuation de la semence vient soutirer la force nerveuse, déterminer une perte d'autant plus difficile à réparer que le sujet est plus jeune, qu'il est radicalement plus faible, qu'il laisse moins d'intervalle entre les actes auxquels il s'abandonne, et qu'il s'y livre avec plus d'ardeur.

Il y a donc trois ordres de phénomènes qui résultent de la masturbation, savoir : 1º des phénomènes génitaux ; 2º des phénomènes nerveux particuliers et sympathiques ; et 3º des phénomènes généraux. Les deux premiers ordres de phénomènes s'enchaînent et dépendent de l'action génitale pendant la masturbation ; le dernier résulte de la perte séminale qui a lieu.

Nous ne devons ici nous occuper que du premier ordre de phénomènes, de ceux qui se passent dans l'organe surexcité. Ils ont une singulière analogie avec les effets que produisent certaines blennorrhées. En effet, on observe : 1º un suintement habituel de mucus ou de muco-pus dont la source est la portion bulboso-prostatique de l'urètre, et qui, s'il ne paraît pas toujours, se montre dans les urines, avant l'éjaculation du sperme, ou en rendant les dernières gouttes d'urine. Cette dernière excrétion exige de jour en jour une convulsion plus grande et plus répétée des muscles du périnée ; 2º des pertes de sang ou de muco-pus mêlé de sang, qui n'ont lieu que lorsque la masturbation est poussée jusqu'à la fureur ; 3º dans la même circonstance, une perte de mucus filant, visqueux, blanchâtre, épais ou fluide, et alors ressemblant à un mucus sans consistance et sans couleur, toujours d'une odeur fade, et que produit une super-sécrétion de la prostate ; 4• des pesanteurs, une gêne, une douleur habituelle au périnée, vers l'anus, renouvelées et plus vives, précédant l'éjaculation et la miction, qui attestent la sensibilité accrue du col vésical, de la prostate et de la portion de l'urètre embrassée par cette glande ; 5º des envies fréquentes d'uriner avec sollicitation vive de les satisfaire, qui montrent l'action augmentée des reins et l'excitation anormale du col de la vessie ; 6º des pesanteurs, des douleurs dans les testicules, des tiraillements sur le trajet des cordons spermatiques, qui indiquent l'excitation des organes secréteurs, conducteurs et rétenteurs de la semence ; 7º une diminution dans le volume du jet de l'urine et dans la force de son expulsion, dépendant plus souvent du gonflement anormal du bulbe, que de véritables rétrécissements, résultat aussi de l'augmentation de volume de la prostate, de la perte de ressort des muscles du périnée ; 8º des rétentions d'urine qui viennent fréquemment d'un gonflement anormal des lobes latéraux de la prostate, et non comme on le croit encore assez généralement, de la paralysie de la vessie; 9° une incontinence d'urine qui résulte moins souvent d'une sorte de perte d'action du col vésical que du développement de la portion sus-montanale de la prostate; 10° des hydrocèles; 11° des varicocèles; 12° le développement de la base des corps caverneux; 13° l'applatissement de la verge et sa forme pyramidale; 14° la flaccidité habituelle du pénis; 15° son érection incomplète; 16° l'éjaculation trop hâtive de la semence, et enfin une diminution graduelle et l'anéantissement de l'énergie génitale. On a aussi remarqué que les masturbateurs restent imberbes et perdent les cheveux de bonne heure.

En étudiant, comme nous venons de le faire, les phénomènes que la masturbation produit sur l'organe sexuel et ses annexes, nous voyons qu'ils résultent d'une sur-excitation, et plus tard, d'une irritation de la portion de l'urètre comprise entre le bulbe et le col de la vessie, que de là, elle se répand dans les organes annexes destinés aux urines et à la semence.

Si ces phénomènes ne constituent pas une blennorrhée de ces parties, et principalement de la portion prostatique de l'urètre, ils y laissent une sensibilité anormale, une vive excitation qui, sous l'influence de certaines causes, feront développer là, plutôt que dans un autre point de l'urètre, les symptômes qui caractérisent la blennorrhagie ou la blennorrhée.

Dans la recherche du siége de ces affections, il sera donc toujours indiqué de s'informer si le sujet s'est masturbé, s'il a sur-excité l'organe génital, et de connaître quels ont été les résultats de ces actes, soit pendant leur durée, soit après que l'habitude en a été perdue.

Quand un masturbateur s'arrête à temps, qu'il a abusé des manipulations après l'âge de la puberté et que sa constitution est forte, il peut espérer voir s'évanouir la sur-excitation dont nous venons de parler. Mais quand un masturbateur corrigé, ne se rétablit pas, qu'il continue d'éprouver des accidents de faiblesse, que chez lui l'excitabilité augmente, et que des affections névralgiques, singulières, se manifestent, le médecin ne doit pas seulement fixer son attention sur les résultats immédiats de la masturbation, mais rechercher avec soin si des pertes séminales involontaires n'entretiennent pas cet état morbide.

Quand la masturbation amène des émissions sanguines ou du sperme mêlé de sang, on ne peut douter de la lésion des parties profondes du canal de l'urètre, de celles surtout qui avoisinent le col de la vessie, et ces lésions produisent toujours une blennorrhée, tantôt indiquée, tantôt passée sous silence par les auteurs. Tissot parle « d'un jeune garçon qui finit par ne plus rendre que du sang, dont la sortie était suivie d'une douleur excessive et d'une inflammation de tous les organes de la génération. »

Le docteur Dalanterie dit « qu'un jeune masturbateur avait des érections douloureuses de peu de durée ; il rendait du sang à demi coagulé, noirâtre ou jaunâtre, au lieu de sperme, pendant les manipulations (quelquefois une cuillerée) accompagnées de douleurs. »

L'inflammation ou l'irritation de l'urètre, provoquée par la masturbation peut remonter de proche en proche jusqu'à l'organe sécréteur de l'urine. La masturbation et l'instinct qui pousse à la répéter, peuvent dépendre d'un vice organique ou congénial du col de la vessie, ou de la prostate, ou des parties prostatiques de l'urètre.

La relation de la maladie dont fut atteint J.-J. Rousseau peut trouver place ici : elle sera pour le lecteur une observation de plus.

L'idiosyncrasie génitale de J. J. Rousseau se montre dans presque tous les actes de sa vie. Et si nous nous servons de cette expression à l'occasion de J. J., nous n'entendons point parler de ce mouvement de la brute qui ne voit dans la femme qu'un être destiné à lui donner des plaisirs physiques ; mais de cet entraînement de l'homme intelligent vers l'assemblage de formes, de grâces et d'esprit de la femme qui plaît, et qui, sans qu'on puisse dire pourquoi, souvent même sans qu'elle l'ait voulu, enflamme notre cœur, enchaîne notre raison et subjugue notre volonté.

Le vulgaire dit que nous naissons avec le germe de telle ou telle maladie ; le médecin pense que nous apportons en naissant des dispositions organiques qui, plus tard, pourront développer d'incurables affections : J.-J. Rousseau se trouvait dans ce cas. « Il croit être né avec un vice de conformation dans la vessie, qui lui fit éprouver, durant ses premières années, une rétention d'urine presque continuelle. Sa santé s'étant raffermie, il avait de fréquents besoins d'uriner au moindre échauffement. »

De quelle nature était ce vice de conformation qui, au dire d'un chirurgien de Venise qu'il consulta pour la peur du mal qu'une courtisane ne lui avait pas donné, lui persuada qu'il ne pourrait jamais être infecté ?

L'autopsie du corps de J.-J. Rousseau jettera-t-elle quelque lumière sur la maladie qu'il a eue et qui, nous ne saurions en douter, a si puissamment agi sur ses habitudes et sur ses facultés morales et intellectuelles ? Vain espoir ! On ne trouve rien dans le rapport des médecins appelés pour pratiquer l'ouverture du corps de Rousseau, mort à l'âge de soixante-six ans. Ils disent que les douleurs dans la région de la vessie et les difficultés d'uriner que Rousseau avait éprouvées en divers temps, surtout dans la première moitié de sa vie, venaient d'un état spamodique des parties voisines du col de la vessie ou du col même. »

J.-J. Rousseau, dans sa jeunesse, avait de fréquents besoins d'uriner, que le moindre échauffement lui rendit toujours incommodes.

C'est aux soins de sa tante Suzon qu'il dût sa conservation. Il exprime cette pensée avec tant de reconnaissance, qu'elle prouve l'impression profonde qu'il en conserva.

Ces besoins d'uriner qui, d'après l'autopsie auraient été provoqués par un état nerveux, spasmodique des parties voisines du col de la vessie ou du col même, n'annonçaient-ils pas que Rousseau avait une affection congéniale de la prostate, du col de la vessie et de la portion prostatique de l'urètre? Cet état presque permanent pendant tout le cours de sa vie, n'a-t-il pas rendu excessive la sensibilité native de ses organes génitaux, et vivement impressionné son imagination avant l'âge? L'aventure suivante, nous semble répondre affirmativement à cette question.

A l'âge de huit ans, Mlle Lambercier, fille de trente ans, pour une faute légère, lui imprime sur les fesses une simple correction. Quel enseignement il nous donne, en racontant ce fait si simple en lui-même! Dès lors, « il mit ses soins à mériter souvent cette correction, car chaque fois, elle excitait en lui des désirs vagues de volupté. » Un jour, ces désirs se trahirent avec assez de vivacité pour que Mlle Lambercier renonçât de suite à punir Rousseau de cette façon ; elle fut obligée d'éloigner de son lit, et plus tard, de sa chambre, ce trop précoce enfant.

La correction de Mlle Lambercier avait laissé des traces si profondes dans l'esprit de J.-J. Rousseau, « qu'elle a décidé de ses goûts, de ses désirs, de ses passions, de son moi, pour le reste de sa vie. » Dès ce moment, des pensées lascives l'obsédant, mettaient ses organes génitaux dans une fougue continuelle; elles agirent certainement sur les parties profondes de l'urètre, là où le col de la vessie, la prostate, la portion de l'urètre qui correspond à cette glande, les canaux éjaculateurs et les vésicules séminales se joignent, se lient, se confondent dans leurs actions pour la double fonction de la projection de la semence et de l'exonération de l'urine. Plus tard, « à l'âge où les tempéraments les plus froids et les plus tardifs se développent, il fut tourmenté sans savoir de quoi ; il dévorait d'un œil ardent les belles personnes, son imagination les lui rappelait sans cesse, uniquement pour les mettre en œuvre, à sa mode, et en faire autant de demoiselles Lambercier. »

Certainement à l'âge où le calme et l'inaction des sens sont commandés par une sage nature, Rousseau dût être sollicité à des entraînements qui souillent et tuent. Et, comme s'il voulait atténuer dans notre esprit le vice qu'il est honteux d'avouer, il s'arrange à nous persuader, « qu'il conserva, jusqu'à l'adolescence, son imagination pudibonde, une horreur pour les filles publiques, et un certain dégoût pour les plaisirs de l'accouplement. » Il voudrait nous faire croire que, « son imagination seule était satisfaite au souvenir que la correction de Mlle Lambercier lui avait fait éprouver, qu'il ne sentait que ce plaisir, malgré des effervescences de sang très incommodes, de sottes fantaisies, d'érotiques fureurs, des actes extravagants auxquels il se portait quelquefois. »

Plus loin, dans ses Confessions, il parle de ses tête-à-tête avec Mlle Goton, à l'âge de onze ans, c'est-à-dire trois ans après la correction dont il aimait tant à rappeler le souvenir : cette demoiselle se permettait avec lui de grandes privautés, sans lui en permettre aucune; il la laissait faire, et peut-être ne songeait-il pas à en prendre avec elle ; elle lui accordait un traitement qu'il fallait demander à genoux ; elle bouleversait tous ses sens. Il était tremblant et agité devant elle, même au plus fort des plus grandes familiarités. « Les rendez-vous durèrent peu, dit-il, très heureusement pour elle et pour moi. » Ce traitement que Mlle Goton lui accordait, et qui bouleversait tous ses sens, on le devine aisément, était sans doute le même qu'il avait reçu de Mlle Lambercier : « elle faisait avec lui la maîtresse d'école. »

Mlle Goton était de quelques années plus âgée que Rousseau ; elle allumait ses sens au moment où Mlle de Vulson excitait seulement son imagination. C'est, nous devons le dire, avec un charme inexprimable qu'il nous fait le tableau des deux espèces d'amours qu'il ressentait... à onze ans !

Peut-on croire, quand on lit de semblables révélations, qu'il n'abusât pas, dans l'âge le plus tendre, des plaisirs solitaires ? Du reste, il avoue s'être livré à la masturbation pendant son séjour en Italie. A Lyon (il avait alors vingt ans), il suit un homme qu'il rencontra, un soir, à la promenade, et qui lui proposa de se masturber de compagnie. « J'étais sujet au même vice, dit Rousseau, ce souvenir m'en guérit pour longtemps. » Il y a ici une contradiction manifeste avec ce qui suit.

A son retour d'Italie, il dit qu'il n'a point connu de femme, mais qu'il apprit ce dangereux supplément qui trompe la nature, et sauve aux jeunes gens de son humeur beaucoup de désordres aux dépens de leur santé, de leur vigueur et quelquefois de leur vie. Ce vice que la honte et la timidité trouvent si commode, a de plus un grand attrait pour les imaginations vives, c'est de disposer, pour ainsi dire, à leur gré, de tout le sexe, et de faire servir à leur plaisir la beauté qui les tente sans avoir besoin d'obtenir son aveu. « Séduit par ce funeste avantage, je travaillais, dit-il, à détruire la bonne constitution qu'avait établie en moi la nature... » Il était alors chez madame de Warens dont il était épris, sans en désirer la possession.

Dans de semblables dispositions, peut-on croire qu'il n'ait pas préféré les plaisirs solitaires aux voluptés partagées? On ne saurait douter qu'il contractât de bonne heure et qu'il conservât longtemps cette habitude dont il se défend d'être sujet au moment où il en fait l'aveu. En effet, cette timidité auprès des femmes qui courent au-devant de lui, ces ardents désirs qu'on étale presque sans pudeur à ses yeux, et qu'il n'appaise pas; ces retenues pudibondes dans la chambre et presque dans le lit d'une jeune fille; ces craintes d'un bonheur dont une femme jeune, charmante, et qu'il aimait, lui montre la prochaine venue, sont le fait d'un jeune homme adonné au vice de la masturbation, et qui, satisfait du plaisir qu'il se procure en cachette, ne consent qu'à regret à le céder aux femmes qui dési-rent le partager avec lui.

Madame de Warens qui voulait le préserver des dangers d'une habitude à laquelle elle le soupçonnait sujet, lui annonce un jour que prochainement elle lui accordera ses faveurs. Il les attend avec une patience dont il se félicite. « Pendant ces huit jours, il a un certain effroi mêlé d'impatience, redoutant ce qu'il désirait jusqu'à chercher quelquefois tout de bon dans sa tête quelque honnête moyen d'être heureux. Cependant, il le dit lui-même, il était ardent, lassif, enflammé, enivré d'amour, plein de vigueur, de santé : » il avait vingt-deux ans et n'avait encore approché d'aucune femme, quoi-qu'il en eût soif. Il était tellement agité à la pensée du bonheur qui l'attendait, que s'il avait pu s'y dérober avec bienséance, il l'eût fait de tout son cœur. »

Il a connu la jouissance de plaisirs partagés, renoncera-t-il pour cela à ceux qu'il goûtait seul ? Non, sans doute. La nouveauté de l'acte a pu l'entraîner; un amour donné et accepté, le retenir; car il a voulu prouver, pendant quelque temps, ne fût-ce que par amour-propre, qu'il était digne des bontés qu'on avait pour lui. Mais bien-tôt peut-être, lui qui n'aimait pas d'amour, qui fut heureux sans ivresse, et qui, dans les bras de madame de Warens, rêvait à une femme imaginaire, n'a pas certainement, pour ces froides amours, renoncé à se livrer à ses ardeurs solitaires.

Il ne tarde pas à ressentir les fâcheux effets d'une fatigue hors de nature : sa santé s'ébranle. Comment pouvait-elle résister à ce dou-ble choc, à ces incessantes excitations, à ces déperditions renouvel-lées ? Que se passa-t-il ? Il va nous le dire lui-même.

« J'avais la courte haleine, je me sentais oppressé, je soupirais in-volontairement, j'avais des palpitations, je crachais du sang; la fièvre lente survint. Comment peut-on tomber dans cet état à la fleur de l'âge, sans avoir aucun viscère vicié, sans avoir rien fait pour dé-truire sa santé? » Il se fait cette question, et il avoue qu'il aimait les femmes, qu'il lui fallait une maîtresse. Qu'était donc pour lui madame de Warens? Cette idée lui vint sans doute à la vue de pertes nocturnes de semence souvent répétées. Elles avaient lieu, nous n'en saurions douter, s'il ne le dit pas; le tableau animé des accidents qu'il éprouva, le dispense de cet aveu pour nous en convaincre. Il devint mélancolique, triste ; il pleurait, soupirait à propos de rien ; il sentait la vie lui échapper sans l'avoir goûtée. »

La campagne (Les Charmettes), où il vivait heureux, ne le rend pas mieux portant. Il attribue à un excès d'eau bue sans mesure, ses maux d'estomac, les battements insupportables qu'il sent dans les artères, les bruits d'oreille avec sifflement aigu qu'il entend, sa perte de sommeil. Il était pâle comme un mort, maigre comme un squelette. Il croit avoir un polype au cœur. Il est remarquable que ceux qui ont une blennorrhée compliquée de pertes séminales, croient avoir diverses maladies, et qu'ils ignorent presque toujours la cause de leur mal.

Cependant les pertes séminales cessèrent ; ses forces se rétablirent. Dans un voyage qu'il fit pour sa santé, il cède aux agaceries de madame de Larnage, et cette fois il est amoureux ; son imagination est d'accord avec ses sens. Il dit que « jamais ses yeux, ses sens, son cœur et sa bouche n'ont si bien parlé ; jamais il n'a si pleinement réparé ses torts, et si cette petite conquête avait coûté des soins à madame de Larnage, il est bien loin de croire qu'elle n'y avait point regret. » Si les pertes séminales n'avaient pas cessé, il lui eût été impossible de répondre, comme il dit l'avoir fait, aux agaceries d'une femme qui était loin d'avoir la froideur de madame de Warens, plus occupée de le préserver des jouissances qui tuent, que d'exciter ses transports amoureux.

Il fit de véritables excès avec madame de Larnage ; ces excès rappellent des phénomènes morbides dans les parties profondes du canal, car, peu de temps après, il consulte, à Montpellier, M. Fizes qui ne comprit rien à son mal. Puis il se met en pension chez un médecin, et traîne encore une languissante vie. Enfin, il revient à la santé ; et l'âge modère ses exaltations furibondes.

Huit ou dix ans plus tard, il commence ses relations intimes avec Thérèse Levasseur. De 1747 à 1749, c'est-à-dire de l'âge de trente-cinq à trente-sept ans ; il n'était pas impuissant puisqu'il devint père, uniquement pour donner la vie à de malheureux enfants que volontairement il se soumit à ne plus revoir. A cette époque, Thérèse n'était pas la seule femme qui recevait ses caresses, témoin l'orgie qu'il a faite chez la maîtresse de Grimm.

Cependant il est de plus en plus tourmenté par sa maladie. Elle s'étend à la vessie, elle gagne les reins ; c'est la marche ordinaire de l'affection dont il était atteint. Il contracte une violente néphrite à la suite de fatigues et de courses faites à Vincennes, pendant les grandes chaleurs, pour voir son ami Diderot ; depuis cette néphrite il n'a jamais recouvré sa première santé.

Le reste de sa vie n'est plus que souffrances. Il avait trente-huit ans quand le célèbre Morand, malgré son habileté et la délicatesse de sa main, le fit souffrir des maux incroyables, et ne put jamais venir à bout de le sonder. Ce fut Daran qui y parvint au moyen de ses bougies. Cette infirmité lui fit abandonner l'emploi de caisssier d'un receveur-général des finances, et le détermina à copier de la musique pour vivre.

Dès-lors, J.-J. Rousseau, entièrement occupé de son mal, se dégoûte du monde, s'isole; son caractère mélancolique se prononce de plus en plus. Il devient méfiant, soupçonneux; plein d'amour pour l'humanité, il regarde les hommes comme ses ennemis. Obligé de se sonder fréquemment, il adopte un costume sous lequel il dérobe son infirmité à tous les yeux. Il n'ose plus s'approcher des femmes, mais son imagination reflète les couleurs de sa passion que sa maladie avait exaltée. Il peint les délices de l'amour dans sa *Nouvelle Héloïse*; il les chante dans *Le Devin du village* avec des accents qui charme tous les cœurs. Le roi veut le voir, et sans doute une pension dont il avait besoin, sera le prix de la faveur que Louis XV accorde à l'auteur de l'opéra qui fait courir tout Paris; mais on ne peut l'y déterminer, tant il craint d'être, devant le roi, tourmenté du besoin d'uriner.

A quarante-quatre ans, il a une violente attaque de son mal qui l'oblige à recourir aux bougies; plus tard, il contracte une hernie qu'il attribue aux agitations amoureuses qu'il ressentit pendant la durée de sa passion inutile pour madame d'Houdetot.

A l'âge quarante-six ans, il se plaint de fréquentes rétentions d'urine.

En 1762 (il avait cinquante ans), il fut sondé par le frère Côme; « Il s'y prit à plusieurs fois, dit-il, et toujours sans succès. Il avait la main d'une adresse et d'une légèreté sans égale; il vint à bout d'introduire une petite algalie après l'avoir beaucoup fait souffrir pendant plus de deux heures, durant lesquelles il s'efforçait de retenir ses plaintes pour ne pas déchirer le cœur sensible du bon maréchal. (M. le maréchal de Luxembourg avait amené frère Côme, et resta présent à l'opération.) Au premier examen, frère Côme crut trouver une grosse pierre, et il le dit à J.-J.; au second, il ne la trouva plus. Après avoir recommencé une seconde et une troisième fois, avec un soin et une exactitude qui lui firent trouver le temps fort long, frère Côme déclara qu'il n'y avait point de pierre; que la prostate était squirreuse et d'une grosseur surnaturelle. Il trouva la vessie grande et en bon état, et finit par lui déclarer qu'il souffrirait beaucoup, et qu'il vivrait longtemps. » (Il vécut encore seize ans.)

C'est ainsi qu'après avoir été traité pendant tant d'années, de vingt maux qu'il n'avait pas, il finit par savoir que sa maladie incurable, sans être mortelle, durerait autant que lui. Son imagination, réprimée par cette connaissance, ne lui fit plus voir en perspective une mort cruelle dans les douleurs du calcul. Il cessa de craindre qu'un bout de bougie qui s'était rompue dans l'urètre, il y avait longtemps, n'eût fait le noyau d'une pierre. Délivré de maux imaginaires, plus cruels pour lui que les maux réels, il endura plus paisiblement ces derniers, et depuis ce temps, il a beaucoup moins souffert de la maladie qu'il n'avait fait jusqu'alors.

Ce renseignement est précieux. On ne saurait douter que le siége de l'affection qui a tant tourmenté J.-J. ne fut fixé dans les parties profondes du canal de l'urètre. L'examen du frère Côme ne constate-t-il pas un rétrécissement à l'entrée de la portion membraneuse au niveau du bulbe, et un gonflement anormal de la portion sus-montanale de la prostate, lésions anciennes qui, ayant changé la direction du col de la vessie, étaient sans doute les causes des difficultés que l'on rencontrait à le sonder, des rétentions d'urine dont il fut atteint, et de la méprise du frère Côme?

Dans aucune partie des ouvrages de Rousseau, où il parle intimement de lui, de ses maux, il n'est fait mention d'écoulement de muco-pus par la verge, ni même de suintement habituel. Nous savons déjà, d'après les faits qui précèdent, et nous nous convaincrons plus tard, en lisant ceux qui suivront, qu'il est un grand nombre de personnes atteintes de gonflement du bulbe, d'hypertrophie de la prostate et de lésions dans la région prostatique de l'urètre, qui ne s'aperçoivent de cet écoulement, de ce suintement, que lorsque l'on fixe leur attention sur ce sujet. Si Rousseau avait examiné ses urines, il aurait vu qu'elles contenaient des filaments ou des pelotons glaireux que le premier jet chassait, et il aurait remarqué que les dernières gouttes étaient troubles, sédimenteuses, blanchâtres ou crayeuses. S'il avait uriné sur un morceau de linge, il eût vu des flocons et des filaments qui s'y seraient déposés comme sur un philtre. Aucun médecin, qu'il a consulté avant frère Côme, n'a soupçonné la cause de son mal; ce lithotomiste est le seul qui ait reconnu qu'il avait la prostate hypertrophiée.

Si l'autopsie du corps de J.-J. Rousseau avait été faite avec tout le soin que l'on met aujourd'hui dans de semblables opérations, on aurait sans doute trouvé, outre les traces de la prostaturite chronique, un gonflement anormal de la prostate qui, par sa partie sus-montanale, formant une tumeur au delà du col vésical, avait probablement déterminé un repli dans la portion prostatique de l'urètre; on aurait vu aussi un gonflement du verumontanum, et ces obstacles qui avaient arrêté la main de Morand, ont rendu difficile le catéthérisme de frère Côme, et trompé d'abord ce dernier sur la présence d'une pierre dans la vessie.

Le gonflement que nous supposons avoir existé a-t-il été l'effet ou la cause de la prostaturité? Certainement, chez Rousseau, le gonflement de la prostate était congénial, car, dès l'âge le plus tendre, il eut de la strangurie, des difficultés à uriner, et même des rétentions incomplètes; en tout temps la miction était embarrassée, pénible; par conséquent, la prostaturité causée par les excitations génitales et la masturbation auxquelles il s'est livré, n'a eu qu'une influence secondaire sur l'état de la prostate; mais elle est venue compliquer le gonflement de cette glande, et a donné lieu à des pertes séminales intermittentes, comme l'avait déjà dit M. Lallemand.

Il n'y avait point d'obstacle au cours des urines dans le canal de l'urètre, peut-être n'y en avait-il pas dans la portion prostatique, si ce n'est la saillie qu'y faisaient sans doute les lobes latéraux de la prostate, et probablement aussi la valvule dont nous avons parlé, ou le gonflement du verumontanum.

Quelles réflexions fait naître le récit médical qu'on vient de lire de la vie de J.-J. Rousseau! Qui s'étonnera encore de la bizarrerie de son caractère, des irrésolutions, des contradictions, des sophismes de son esprit, de son dégoût pour le monde, de sa fausse misanthropie? Tout ce désordre moral, logiquement enchaîné dans la tête de cet homme extraordinaire, n'est-il point, sans en excepter sa puissance de penseur et son talent d'écrivain, la conséquence de son état continuel de souffrances? Né avec une âme douce, bonne, bienveillante, avec un cœur sensible et aimant; doué d'une imagination d'autant plus vive qu'elle était retenue par une invincible timidité et une insurmontable difficulté d'exprimer sa pensée par la parole, Rousseau, s'il avait pratiqué les maximes du Christ, n'aurait-il pas été un philosophe moraliste du premier ordre, du genre de ces hommes qui enseignent la pratique des bonnes mœurs et de la vertu, par l'exemple; de ces hommes qui se sentent dévorés de l'amour de l'humanité et se dévouent irrésistiblement à son service et à son bien-être? Mais Rousseau souffrait dans une partie de son être qui réagit puissamment sur l'encéphale, excite des mouvements érotiques, des pensées sombres et sinistres, sollicite à l'isolement et à la misanthropie. Rousseau a été ce qu'il devait être, par la nature même de son mal. Né méchant, avec de la puissance, il eût pu corrompre, tyranniser la société, et devenir le fléau de ses semblables.

On peut, dès à présent, tirer des faits d'excitations génitales qui précèdent, de ceux que nous ne saurions rapporter tous ici sans dépasser les limites que prescrit ce chapitre, on peut, disons-nous, tirer les remarques suivantes:

1° Les blennorrhées chez les personnes qui ont surexcité les organes génitaux, et chez les masturbateurs sont plus fréquentes qu'on ne le pense généralement.

2° Leur siége est dans la partie bulboso-prostatique de l'urètre.

3° Le gonflement du bulbe, l'étroitesse de la portion de l'urètre à laquelle
il répond, la lésion de la portion membraneuse, celle du verumontanum, de la
partie prostatique, le gonflement anormal de la prostate, en sont les conséquences.

4° Quand ces blennorrhées ne sont pas produites, les parties que nous venons de nommer, sont au moins disposées à s'irriter, et la moindre cause active qui viendra s'y porter, y fixera des points de phlegmasie; d'où naîtront les
désordres organiques que cette phlegmasie entraîne d'ordinaire à sa suite.

5° Chez la plupart des personnes ainsi disposées ou malades, le mucus ou le
muco-pus est peu abondant; il est visqueux, presque transparent, ou légèrement opalin, ou jaunâtre; il diffère à peine du fluide prostatique ordinaire.
Quand il paraît peu altéré, il semble produit par les follicules de la prostate;
quand, au contraire, sa nature est changée, la prostate et les parois de l'urètre,
principalement celle de la région bulboso-prostatique le fournissent. Il peut
même, dans ce dernier cas, être assez abondant et assez altéré pour paraître en
tous points semblable au muco-pus de la blennorrhagie, même sous le rapport
de son abondance.

6° Si les auteurs ne mentionnent pas toujours un écoulement de fluide prostatique, un suintement de muco-pus, ou l'excrétion de filaments blanchâtres, de
pelotons glaireux, de granulations muqueuses, de poussière blanchâtre projetée
au fond du vase, ou de substance épaisse et crayeuse, à la fin de l'exonération de l'urine, c'est qu'ils ont négligé les moyens de s'assurer de la présence
de ces matières dans le liquide urinaire, qu'ils n'ont pas vu *mictionner* les malades,
ou n'ont point recueilli le liquide reinal sur un philtre.

7° Il y a quelquefois un écoulement plus ou moins coloré, teint de sang,
accompagné de douleur dans le canal, au bas du sacrum, de constriction gênante du pourtour du bassin, de constipation opiniâtre, et cette douleur se fait
surtout sentir en urinant ou pendant l'éjaculation du sperme.

8° On remarque parfois tous les symptômes d'une blennorrhagie contagieuse,
qui disparaît et revient à plusieurs reprises. Chez l'un des malades cités par
M. Lallemand, la blennorrhagie se montra cinq fois sous l'influence de la même
cause (la masturbation). Les écoulements, après avoir disparu, revinrent plus
abondants à la suite de nouvelles manœuvres. La masturbation cessant, cessait
aussi peu à peu l'écoulement urétral.

9° Chez deux malades, M. Lallemand a vu des rétrécissements de l'urètre,
résultat d'une blennorrhagie contractée par la masturbation. Chez l'un d'eux la
coarctation était fort étroite et sa guérison a été difficile à obtenir. «Les malades, dit l'auteur, n'avaient jamais eu de rapport avec une femme. Aucun n'a-
vait eu d'affections cutanées auxquelles la membrane muqueuse de l'urètre
pouvait participer, et treize d'entre eux n'étaient pas encore pubères quand ces
écoulements sont survenus.»

10° On peut donc admettre que des blennorrhagies et des blennorrhées peuvent être le résultat des excitations génitales, de l'abus de la masturbation
sans coït, sans contagion.

11° Ce qu'il y a de remarquable, c'est que ces blennorrhagies quand elles sont inflammatoires, et même ces blennorrhées, quand l'état aigu les excite de nouveau, peuvent être contagieuses, se communiquer, ou du moins produire la vaginite, la vulvite, dans certaines circonstances, dans certaines dispositions des femmes.

12° Ces affections dans quelques cas, ne sauraient être distinguées des blennorrhagies et des blennorrhées contractées par les voies d'une cohabitation suspecte, et leur cure est souvent fort longue et fort difficile à obtenir.

La continence volontaire ou obligée peut-elle être une cause prédisposante de blennorrhagie ou de blennorrhée? Non, sans doute, la continence ne peut nuire. La nature, privée des jouissances génitales, si elle rejette, pendant le sommeil, le superflu de la sécrétion séminale, soulage l'économie de l'excitation que l'accumulation du sperme amène presque toujours. Chez les personnes dont le sens génital n'est pas très actif, la continence, dans les circonstances que nous venons de rappeler, ne produit aucun trouble. Il n'en est pas de même chez les personnes qui ont des organes génitaux énergiques; la surabondance de la semence jette l'organisme dans un désordre qui se trahit presque toujours par une affection mentale aiguë, ainsi que le constate l'observation de ce curé dont l'histoire a rempli tous les livres sur les effets de la masturbation et de la continence forcée. Dans cette circonstance, la continence peut amener des érections vives, durables, le priapisme, qui excitent à la masturbation, ou portent leur action dans les parties profondes de l'urètre, ou donnent lieu à des pertes involontaires et souvent répétées de la liqueur séminale.

L'excitation génitale produite par l'abus des boissons alcooliques mérite surtout d'être étudiée sous le point de vue de la fâcheuse influence que ces boissons, prises en excès, portent sur les organes génito-urinaires : on connaît la fréquence de la madie de Bright chez les buveurs. Les alcooliques excitent ces organes, et favorisent en eux un état permanent d'irritation qui retentissent principalement dans les parties bulboso-prostatiques de l'urètre; ils déterminent quelquefois des blennorrhées dont la curation est longue et la guérison presque toujours impossible.

Le professeur Lallemand est, à notre avis, le seul auteur qui ait bien apprécié les effets du coït exercé pendant l'ivresse, sur le canal de l'urètre en particulier et sur les organes génito-urinaires en général. « Le coït prolongé pendant l'ivresse, et prolongé outre mesure, par cet état, dit-il, peut déterminer une blennorrhagie qui ne se manifeste que par un suintement. » Disons, cependant, que dès 1803, le docteur Gay-Lussac avait déjà cité des cas de blennorrhagies causées par le coït exercé après de copieuses libations.

Dans notre service du Val-de-Grace, nous avons toujours observé

que les urétrites contractées pendant l'ivresse, ou par des hommes
adonnés à l'ivrognerie, présentaient des caractères fort remarquables d'acuité. Longues et difficiles à guérir, elle passaient fréquemment à l'état chronique. Pendant longtemps nous avons vainement
cherché à quoi tenaient l'acuité, la longueur, la difficulté de la cure
et la fréquence de l'état chronique ; mais en analysant les faits que
nous avions chaque jour sous les yeux, nous avons reconnu que
l'usage habituel et abusif des boissons spiritueuses, prédispose le
canal de l'urètre à l'irritation ; que cette prédisposition siége principalement dans les parties bulboso-prostatiques de ce canal, et que
les phénomènes graves que nous observions chez les buveurs atteints de blennorrhagie et de blennorrhée, étaient dûs à ce que ces
affections se compliquaient de prostatite, de gonflement ou de supersécrétion de la glande prostate, de maladies de la vessie et des reins ;
tout l'appareil génito-urinaire semblait éprouver les fâcheux effets
de l'abus habituel des boissons chargées d'alcool. Cette intéressante
question sera reprise à l'article de la blennorrhée prostaturique.
Nous rapporterons plusieurs observations qui ne laisseront aucun
doute sur l'action de cette cause et sur les effets que nous lui attri-
buons.

Après une excitation des organes sexuels par des coïts souvent
répétés ou prolongés pendant un état voisin de l'ivresse, il survient
de l'ardeur dans le canal, quelquefois un chatouillement agréable
ou pénible ; l'ouverture du gland est plus injectée que de coutume.
Plus tard, si ces abus ou ces excès vénériens continuent, il y a dysurie ou même hématurie, éjaculation prompte du sperme qui, parfois, est strié de sang, ou même tout à fait sanguinolent. On remarque aussi une pesanteur habituelle dans le rectum, au périnée,
une constriction spasmodique des sphincters avec constipation ; douleurs dans les cordons spermatiques, dans les testicules. Nous verrons aussi que les malades se plaignent d'une étreinte autour du
bassin avec affaiblissement des membres.

Si la cause dont nous venons de parler se répète souvent, elle
peut amener des blennorrhagies aiguës ou des blennorrhées qui,
toujours, dans ce cas, siégent profondément dans l'urètre. Le professeur Lallemand en a publié plusieurs observations ; nous en offrirons
aussi de remarquables exemples.

Nous allons présenter le résumé des faits que nous avons recueillis et de ceux qui se sont offerts à d'autres médecins sur les
influences fâcheuses de l'ivresse habituelle et du coït exercé pendant cet état.

1° L'ivresse habituelle porte une excitation continuelle sur les reins dont elle
augmente ou ralentit la sécrétion, suivant l'espèce des boissons qui l'ont pro-

duite. Si elle a été déterminée par des alcooliques purs ou par des boissons qui contiennent une grande quantité d'alcool sous un petit volume, les urines sont rares, épaisses, odorantes, fortement animalisées; leur séjour dans la vessie importune cet organe et l'oblige à les expulser à chaque instant; la miction ne se fait qu'avec difficulté, une chaleur inaccoutumée embrase le col de la vessie, et se continue dans le canal de l'urêtre, bien plus vivement au périnée que partout ailleurs. Le gland rougit, se gonfle chaque fois que l'excrétion urinaire a lieu. Si cet état se répète, les phénomènes dont nous venons de parler augmentent d'intensité et peuvent même s'élever jusqu'à l'irritation qui donne lieu à une sécrétion anormale du canal de l'urêtre.

2° Si au contraire, l'ivresse est déterminée par des boissons abondantes qui renferment une petite quantité relative d'alcool, comme le vin commun, le cidre, la bière, il y a une sécrétion considérable d'urine, un besoin incessant de l'expulser et il se forme dans l'urètre une sorte d'état catarrhale qui affecte les follicules et les cryptes muqueux; il se manifeste un écoulement avec ou presque sans douleur, quelquefois tout à fait indolore, de muco-pus d'un blanc-jaunâtre, visqueux et filant.

3° Les hommes habitués à l'ivrognerie, surtout ceux adonnés aux boissons peu fournies d'alcool, contractent de bonne heure des affections des reins, de la prostate et de la vessie; ils sont sujets à la rétention d'urine. Est-il vrai que l'incontinence se remarque particulièrement chez les buveurs d'alcool ?

4° Dans l'état d'ivresse complète, si le coït est possible, ce qui est rare, l'acte à une durée très longue pendant laquelle une excitation anormale se porte sur les parties voisines du col de la vessie, et l'on observe souvent des rétentions d'urine quand les vapeurs alcooliques se sont dissipées. Du reste, l'excitation est d'autant plus vive que l'excrétion du sperme n'a pas lieu, et que les organes, n'ayant pas rempli leur action, se fatiguent, s'irritent de cet arrêt dans l'exercice complet de l'acte copulatif.

5° Si l'état d'ivresse devient une habitude, les tentatives souvent réitérées du coït, pendant cet état, amènent l'inflammation ou l'irritation de l'urètre qui n'est pas toujours suivie d'écoulement, du moins apparent.

6° Mais, disposé par cette cause, il suffit souvent d'un seul coït avec une femme qui n'est pas la femme habituelle, pour déterminer un écoulement dont les symptômes sont pareils à ceux d'une blennorrhagie qui dégénère presque toujours en blennorrhée. Il est facile de voir dans quelle partie de l'urètre va retentir l'action des causes dont nous venons de parler, ou plutôt le lecteur a déjà pressenti qu'il s'agira de la prostaturie dont nous traiterons à la fin de cet ouvrage.

7° Quelquefois, il se manifeste promptement un écoulement blennorrhagique ou blennorrhéique fort difficile à guérir.

8° On a vu les efforts impuissants du coït, pendant toute une nuit d'ivresse, être suivis le lendemain d'une rétention d'urine, ou bien les urines sortir sanguinolentes pendant plusieurs jours, et une blennorrhée succéder à ce phénomène.

9° Si l'ivresse a été produite par de la bière nouvelle, la blennorrhagie est accompagnée d'un écoulement abondant, d'un vif sentiment de douleur; aussi l'observe-t-on fréquemment dans les pays où la bière est la boisson habituelle des habitants et où les étrangers viennent momentanément séjourner. Dans ce

cas, est-ce la bière seule qui donne lieu à l'écoulement? son usage n'a-t-il pas
été suivi d'une copulation longue, difficile et pénible?

10° L'usage abusif de la bière a été signalé par tant d'auteurs comme cause
d'écoulements, qu'il n'est pas possible de révoquer en doute son influence blennorrhagique. Vigarons, B. Bell, Swédiaur, Cullerier, Jourdan et beaucoup
d'autres auteurs en parlent dans ce sens.

11° Suivant Swédiaur, l'abus du vin est une cause d'écoulement urétral. Dans
le cas de rétrécissements de l'urètre, un verre de vin, un peu de liqueur al-
coolisée, suffit souvent pour donner lieu à une rétention d'urine.

12° Le coït exercé dans un léger degré d'ivresse, dans cet état d'ébriété qui
suit un bon repas ou des libations copieuses, mais distancées, ont été entremê-
lées par l'usage de mets qui portent avec eux une sorte de préservatif contre
l'ivresse, tels que les glaces, l'acide carbonique, les acidules, le café faible,
peut produire des phénomènes semblables à ceux que nous avons indiqués,
mais moins intenses.

Après la cause dont nous venons de parler, l'accumulation de la
matière sébacée entre le gland et le prépuce, la démangeaison du
gland, le phimosis naturel, l'*herpes præputialis*, des fissures, une
dartre ou un eczéma à l'anus, déterminent aussi une surexcitation
continuelle des portions bulboso-prostatiques de l'urètre, et peuvent amener, seules rarement, très souvent, au contraire, avec l'as-
sistance d'une cause directe d'irritation du canal, une blennorrhagie
peu intense, ou plutôt une blennorrhée d'autant plus opiniâtre et
difficile à guérir que, presque toujours, on néglige d'en rechercher
la cause et de lui opposer un traitement convenable.

Qu'il nous soit permis de parler d'une cause qui n'a pas été mentionnée et qui, par sa nature bizarre, inexplicable peut-être, mérite
de fixer l'attention des observateurs. Elle a été entrevue, mais non
encore bien exposée; la voici : Il s'établit souvent entre des personnes de sexes différents qui ne se connaissent pas, et qui se voient
pour la première fois, des sympathies et des antipathies dont on
ne sait pas se rendre compte d'abord. Les organes génitaux jouent-ils
le principal rôle dans ce cas? Y a-t-il, à distance, entre les organes
génitaux de personnes de différents sexes, des répulsions et des impulsions qui, dans le coït, peuvent être des causes ou des préser-
vatifs de maladies?

Certainement l'habitude des rapports entre certains organes génitaux de sexes différents préserve souvent l'un des individus des maladies dont l'autre est atteint. Au contraire, il arrive quelquefois que
des organes génitaux ne sauraient, quoique sains, être en rapport
sans que l'une des personnes, et souvent toutes les deux, ne devins-
sent malades.

M. Civiale n'a-t-il pas expliqué ces impulsions et ces répulsions
instinctives, en disant : « Certains écoulements résultent du rappro-
chement de deux personnes parfaitement saines, et surviennent,

quoiqu'il n'y ait ni vice de conformation, ni prédisposition dans les organes génitaux, ni excès d'aucun genre. On dirait, ajoute cet auteur, que les deux individus ne sont point faits pour cohabiter ensemble; en effet, d'autres approches ne produisent pas le même résultat.

Dubled avait déjà exprimé la même pensée. « On peut conjecturer avec assez de vraisemblance, dit-il, qu'il est certaines organisations qui se conviennent, tandis que d'autres souffrent lorsqu'elles sont en présence. »

Un jeune homme cohabite avec une femme mariée qui vivait depuis quatre ans avec son mari. Le jeune homme contracte une gonorrhée ; guéri, il revoit la même femme, deuxième gonorrhée ; une troisième fois même phénomène. La femme visitée par Cullerier, fut déclarée saine : son mari n'eut jamais aucun symptôme blennorrhagique, cependant il cohabitait avec sa femme pendant qu'elle entretenait des relations coupables avec son amant.

Y avait-il antipathie entre les organes de la femme et ceux du jeune homme, et, au contraire, rapports sympathiques avec ceux du mari? Comment répondre à cette question, si l'on n'est pas convaincu que le jeune homme n'a pas eu, dans ces trois circonstances, des rapports avec des femmes suspectes?

« Les relations entre deux individus sains, disent MM. Rattier et Cullerier, peuvent produire chez l'un ou chez les deux, une blennorrhagie dont les phénomènes sont en tout semblable à ceux de la contagion ordinaire. » Ils ont connu une femme qui jouissait en apparence de la plus belle santé, et qui donnait la blennorrhagie à tous ceux qui avaient commerce avec elle : cette femme n'avait jamais eu de maladie. Cette remarque rentre dans un autre ordre de faits que nous examinerons plus tard. Il est fâcheux que ces auteurs aient borné là leur observation. S'ils avaient eu l'occasion de visiter cette femme au spéculum, ils auraient sans doute constaté une lésion du col utérin qui ne paraissait pas influer sur sa santé.

Ceci me rappelle un fait consigné dans mon Traité des maladies vénériennes. Le voici :

« Trois jeunes gens sont venus nous consulter à des époques assez éloignées ; l'un pour une urétrite qui n'a cédé qu'à un long traitement ; un autre pour une balanite peu intense, et le troisième pour des ulcères qui prirent, en peu de jours, le caractère phagédénique ; la même femme qui les avait infectés tous trois, fut obligée de venir deux fois chez moi pour se faire visiter ; je l'examinai au spéculum. Cette femme avait une irritation avec hypertrophie du col de la matrice. Cependant, l'amant en titre dont j'étais le médecin, et qui souvent faisait des excès vénériens avec cette femme, n'a jamais éprouvé la plus légère indisposition. »

On connaît l'histoire de cette courtisanne de Lisbonne qui avait un ulcère dans le vagin ; elle rendait malades ceux qui la fréquentaient pour la première fois : son amant seul était préservé.

Nous avons fréquemment observé que des jeunes gens qui avaient cohabité avec une femme mariée étaient atteints de blennorrhagie ou de blennorrhée, tandis que le mari résistait à la contagion. Dans quelques circonstances, nous nous sommes assurés que la femme n'avait aucune maladie caractérisée aux parties génitales, ou qu'elle n'était sujette qu'à des flueurs blanches.

Il est certaines dispositions organiques qui peuvent favoriser la manifestation d'un écoulement blennorrhagique. Nous avons rapporté, dans notre Traité des maladies vénériennes, l'observation d'une femme pléthorique qui, excitée aux plaisirs vénériens toutes les fois qu'elle faisait usage de stimulants, sollicitait son mari à des cohabitations qui devenaient pour lui une cause d'écoulement urétral, de balanite ou de posthite. Quand cette dame, qui d'ailleurs menait une vie régulière, s'abstenait d'user de mets échauffants et de boissons excitantes, ses embrassements n'étaient nullement dangereux pour son mari.

Le changement de pays est encore une cause de blennorrhagie et de blennorrhée, soit que les influences nouvelles agissent sur l'organisme entier, soit que les organes génitaux des hommes trouvent dans les parties sexuelles des femmes du pays, une cause d'irritation qui n'existe pas pour les indigènes.

Quelques bizarres que paraissent les sympathies, les antipathies, les impulsions ou les répulsions, l'habitude des organes génitaux de sexes différents, entre certaines personnes, sentiments instinctifs qu'on ne saurait expliquer et dont les résultats ont été plusieurs fois observés, elles existent réellement. On demandait au célèbre Chirac si le commerce des femmes était malsain. « Non, dit-il, pourvu qu'on ne prenne pas de drogue ; mais je préviens que le changement est une drogue. »

Dans l'impossibilité où nous sommes d'expliquer ces faits, nous devons nous borner à les enregistrer dans les archives de la science. Mais, en les examinant, ne doit-on pas tenir compte des constitutions individuelles, des vices apparents ou cachés dont elles peuvent être entachées, et des excès de table, des fatigues, des veilles, qui précèdent quelquefois l'acte du coït?

Il est des espèces d'aliments, de condiments et de médicaments, dont l'usage peut déterminer une excitation ou une irritation sanguine ou catarrhale de la membrane muqueuse génito-urinaire, et donner lieu à des écoulements qui, par l'activité ou la lenteur des phénomènes pathologiques, l'abondance ou la presque nullité des sécrétions anormales, constitueront des blennorrhagies ou des blennorrhées.

M. le professeur Lallemand, rapporte un fait qui prouve que l'usage immodéré du café peut donner lieu à un écoulement urétral. Il a aussi remarqué que l'abus du thé produit quelquefois le même effet.

Nous avons connu un homme de cinquante ans qui aimait passionnément les asperges, et qui, toutes les fois qu'il en mangeait en grande quantité, avait un écoulement urétral. Chose remarquable! l'écoulement ne survenait pas quand, après l'usage de ce légume, il mangeait abondamment des fraises.

Voici une observation qui constate que la térébenthine prise à haute dose peut considérablement augmenter l'inflammation de l'urètre : nous empruntons ce fait à Chopart.

« Un jeune homme d'une forte constitution fut atteint d'une gonorrhée inflammatoire avec érections douloureuses. Croyant arrêter l'écoulement, il prit trois onces de térébenthine en douze heures. L'inflammation de l'urètre fut si violente que la rétention d'urine s'ensuivit. » L'urétrite qui, sans doute, n'était qu'érythémoïde, devint dermoïde et générale, car le gonflement du canal avait fermé tout accès à l'excrétion des urines.

Nous avons vu le copahu pris à haute dose pour faire avorter une blennorrhagie, produire le même accident.

Le nitrate de potasse pris à haute dose, peut aussi produire une blennorrhagie.

M. Lallemand, cite le fait d'un négociant de Gênes qui prit par mégarde une once de nitrate de potasse dans une pinte d'eau, voulant se purger. Il survint une violente inflammation des voies urinaires avec un écoulement semblable à celui d'une blennorrhagie. Il se développa vers le milieu de l'urètre, et après l'état aigu, une induration circonscrite qui forma un rétrécissement, organique rebelle, pendant vingt ans, à toute espèce de traitement. Cet homme, dit M. Lallemand n'avait eu ni avant, ni après, aucune blennorrhagie, aucune contusion de la partie affectée.

Ce même auteur prend occasion de ce fait pour mettre en garde les praticiens contre l'emploi du nitrate de potasse dès le commencement de l'urétrite, alors que l'inflammation du canal est vive. Il pense, avec raison, que ce médicament peut étendre l'inflammation à la vessie, produire une prostatite, suivie d'abcès dans la prostate ; il cite à cette occasion un cas fort remarquable. Dans ce fait, que nous rapporterons plus loin, l'usage intempestif du sirop de Cuisinier a occasionné le retour des symptômes vésicaux que les émollients avaient appaisés.

Nous avons lu avec étonnement, dans un livre d'ailleurs fort bien fait et bien écrit, que le seigle ergoté mêlé au pain dont se nourrissent les habitants des Landes, était la cause de la salacité de ces hommes. L'auteur en conclut que le seigle ergoté est un excitant des organes génito-urinaires. Cette proposition ne s'accorde ni avec les observations faites par les médecins anglais et surtout par des médecins italiens, ni avec nos propres observations. Les médecins italiens regardent l'ergot du seigle comme un puissant hyposthénisant de l'appareil génito-urinaire, et nous avons un grand nombre de fois constaté cette propriété. Le seigle ergoté calme les érections, il éloigne les envies d'uriner, amortit les phénomènes de l'irritation dans l'urétrite, et diminue l'écoulement; c'est un fait que nous avons souvent observé. Il est employé avec avantage chez les hommes contre les écoulements, et surtout chez les femmes contre les leucorrhées simples, et ce résultat ne peut plus laisser de doute dans notre esprit. Nous ne pouvons comprendre dès lors qu'on ait écrit que l'usage de l'ergot donne lieu à l'excitation vénérienne ; c'est une assertion trop contraire à l'observation, pour que nous puissions la partager.

OEttinger rapporte qu'une personne qui avait avalé de l'huile d'olives dans laquelle une certaine quantité de coton rouge de Turquie avait été trempée pendant quelque temps, s'aperçut bientôt après d'un écoulement par l'urètre, « qui avait toutes les apparences d'une chaudepisse. » Cette couleur rouge était-elle déterminée par la cochenille? était-ce à la solution nitro-muriatique d'étain avec laquelle on mélange la décoction de l'insecte pour obtenir l'écarlate en teinture, qui, dans ce cas, aurait porté son action sur l'urètre? la cochenille, au dire de Paul Amman, aurait-elle des qualités vireuses?

L'usage abusif de la scille, de la digitale, a aussi produit des blennorrhées. Ces médicaments et tous ceux qui sont évidemment diurétiques, agiraient-ils sur les organes génito-urinaires, et disposeraient-ils le canal de l'urètre à une sécrétion anormale?

L'intoxication par les vapeurs du tabac, a, suivant M. Lallemand, donné lieu a un écoulement urétral qu'il explique par la réaction des centres nerveux, et surtout du cervelet, sur les organes génitaux. Voici l'analyse de ce fait :

S., petit, gros, tempérament lymphatico-sanguin. — A seize ans, intoxication par des vapeurs de tabac, dans une chambre où l'on faisait sécher une grande quantité de cigarres. — Après les phénomènes nerveux dépendant de l'intoxication, il survint des pertes séminales, et l'on vit des taches sur le linge. Le cathétérisme nécessité par une rétention d'urine qu'un vésicatoire à la nuque avait déterminé, fait éprouver au malade une grande sensibilité de l'urètre surtout vers le col de la vessie. « La sensibité excessive de l'urètre, surtout dans le voisinage de l'anus, dit M. Lallemand, ne peut laisser aucun doute sur l'existence d'une vive irritation de la portion prostatique de l'urètre... et cette irritation devait être partagée par les organes spermatiques. »

On connaît depuis longtemps l'influence des cantharides sur les organes génito-urinaires. Il est inutile de rappeler les faits publiés par Paré et Cabrol. Chopart a vu un écoulement glaireux par l'urètre, occasionné par un usage modéré des cantharides.

L'abus du cresson a été considéré par les anciens comme une

cause d'écoulement blennorrhagique. Hippocrate parle en plusieurs endroits du flux urétral, dû à l'usage de plantes âcres, de
celles que l'on a rangées dans la classe des crucifères. Aristophane,
dans une de ses comédies, fait allusion aux inconvénients que courent
les mangeurs de cresson.

Schenck dit qu'un homme se procurait une gonorrhée à volonté,
en mangeant du cresson. B. Bell et M. Jourdan ont aussi signalé
cette cause. Nous avons connu deux enfants d'un père dartreux,
l'un garçon âgé de sept ans, et l'autre petite fille de quatre ans, qui,
deux fois, soumis à un traitement analeptique et à l'usage du sirop
antiscorbutique, eurent un écoulement douloureux, le garçon par
la verge et la fille par le vagin.

Swédiaur rapporte l'histoire d'un homme qui eut un écoulement urétral pour avoir fait un usage continuel et abusif du poivre.
B. Bell dit que les ouvriers employés dans de grands magasins de
poivre de Cayenne sont souvent atteints de blennorrhagies et de
blennorrhées.

M. Capuron admet comme cause de blennorrhée l'abus des boissons relâchantes. A cette cause, ne doit-il pas se joindre l'influence
d'un pays bas, marécageux, qui dispose aux affections catarrhales ?

Un autre ordre de causes va nous occuper ; il est relatif à des
exercices pendant lesquels l'anus, le périnée surtout, seraient exposés
à une pression incessament renouvelée, à de légères contusions ;
nous voulons parler de l'équitation et de certains exercices
gymnastiques.

L'équitation prolongée et habituelle prédispose aux maladies de
l'urètre, soit en agissant directement sur cet organe, soit en déterminant des congestions sanguines vers l'anus, et, par suite, au col de
la vessie, à la prostate, soit enfin en produisant des hémorroïdes.

Nous avons toujours remarqué que, proportion gardée, les cavaliers étaient plus sujets à la blennorrhagie que les fantassins ; que
chez les premiers, elle était plus intense, plus difficile à guérir ;
que, plus souvent, elle était suivie de blennorrhée habituelle. L'exercice du cheval serait-il la cause de ces résultats ? Nous ne saurions
en douter. Nous possédons plusieurs faits qui prouvent que l'équitation prolongée a fait déclarer promptement la blennorrhagie, ou,
qu'établie d'une manière simple et bénigne, cette maladie a pris tout
à coup un caractère grave sous l'influence de cette cause, et enfin,
que des blennorrhées légères se sont changées en blennorrhagies
inflammatoires.

M. Lallemand confirme aussi, par l'observation et l'expérience,
la justesse de nos remarques à ce sujet.

« L'exercice du cheval porté à l'excès, dit ce judicieux auteur, et
le coït pratiqué dans un moment où cet exercice a déjà provoqué

dans les organes génitaux, à la fois fatigue et irritation, peut produire bien souvent des urétrites plus ou moins intenses, plus ou moins prolongées, d'où résultent des écoulements qu'on prend tantôt pour des pertes séminales, tantôt pour des blennorrhagies contagieuses; souvent ces urétrites sont accompagnées ou suivies d'orchites. »

Nous avons connu un jeune militaire qui fut atteint de blennorrhée, à la suite de l'exercice prolongé et souvent renouvellé du chevalet et de la poutre. Nous avons fait cette observation il y a 25 ans, alors que nous étions attaché, en qualité de chirurgien aide-major, au Gymnase normal et militaire. La blennorrhée dont nous parlons fut de courte durée; nous l'avons fait cesser au moyen d'injections avec une solution de sulfate de zinc.

Les hémorroïdes habituelles ont une grande influence sur les voies urinaires, et principalement sur la prostate, le col de la vessie et la partie de l'urètre qui y correspond. La stase du sang dans les vaisseaux hémorroïdaux appelle-t-elle dans cette région des congestions favorisées par la constipation opiniâtre qui en résulte?

Cette cause, ces actions vitales qu'elle excite, ces influences qu'elle étend, ces stases, ces congestions, ces constipations, sont-elles tour à tour causes et effets, soit d'affections du col vésical, de la prostate, de la portion prostatique de l'urètre, soit de l'anus et des parties qui constituent le plancher ou la paroi inférieure du petit bassin?

Brindel et Otterdinger rapportent des exemples de blennorrhagies produite par des accès d'hémorroïdes. Nous ferons connaître une observation de Chopart, qui prouve que cette cause agit principalement sur la région prostatique de l'urètre.

Swédiaur et M. Jourdan pensent que des hémorroïdes peuvent amener des écoulements urétraux. Le docteur Otterburg nous a dit avoir donné des soins à plusieurs enfants d'une même famille dans laquelle les hémorroïdes sont héréditaires et habituelles, et chez qui les écoulements urétraux surviennent facilement, sont longs et difficiles à guérir, et reparaissent par l'action des moindres causes.

Les rhumatismes articulaires que J. Hunter, B. Bell, Swédiaur, Cullérier, MM. Lagneau et Jourdan considèrent comme cause de blennorrhagies et de blennorrhées, avaient déjà été signalés par Hippocrate. B. Bell parle d'une gonorrhée rhumatismale; il a vu chez plusieurs malades des écoulements urétraux alterner avec des douleurs dans les genoux et les autres articulations.

Nous avons donné des soins à un homme de 40 ans qui, atteint de rhumatisme articulaire, vit subitement cesser cette maladie à l'apparition d'un écoulement urétral qui offrit tous les symptômes d'une blennorrhagie aiguë. M. de M., dont nous voulons parler avait eu, il y avait 2 ans, une urétrite qui, négligée, avait laissé un suintement fort léger. La blennorrhagie rhumatismale

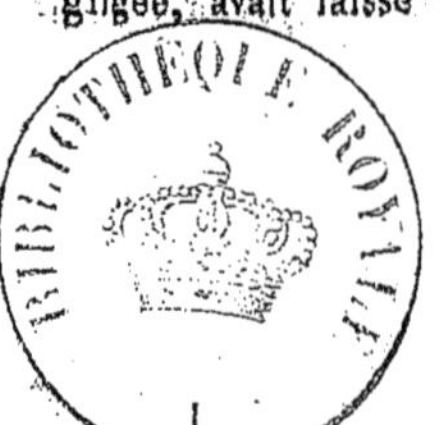

fut traitée par nous aussi méthodiquement que possible chez un homme qui, adonné aux plaisirs de l'amour et à l'usage de la bonne chère, ne voulut pas s'astreindre aux exigences d'un traitement qui contrariait ses goûts; il conserva l'ancien suintement dont il était atteint avant la recrudescence aiguë, qui était métastatique de l'affection rhumatismale. M. de M., a aujourd'hui 65 ans; plusieurs fois il a été atteint de rétention d'urine, et maintenant il ne peut plus uriner qu'avec le secours de la sonde. La prostate est très volumineuse, le gonflement existe surtoutdans les lobes latéraux. Cette maladie que nous avons reconnue depuis 10 ans, et qui a été constatée par notre confrère le docteur Civiale, ne fait pas de progrès sensibles, grace au régime auquel M. de M., a été obligé de se soumettre.

Le docteur Martin, de Strasbourg, rapporte l'observation d'un homme de cinquante ans, qui n'avait jamais eu aucun symptôme vénérien. Atteint d'un rhumatisme fixé sur les muscles de l'épaule droite, il en fut spontanément débarrassé aussitôt qu'il lui survint un écoulement par l'urètre. « Cet écoulement, dit ce médecin, était semblable, pour les symptômes, à une blennorrhagie qui aurait été contractée par infection. »

Nous avons rapporté plus haut des épidémies de blennorrhagies catarrhales causées par une température froide et humide. M. Lallemand fait judicieusement remarquer que, dans les pays ou la température est habituellement froide et humide, les écoulements urétraux sont très fréquents. On a vu que ces flux sont aussi survenus sans qu'on puisse croire qu'ils aient été causés par le commerce des femmes.

B. Bell dit que la gonorrhée est fréquente chez les ouvriers qui travaillent habituellement dans l'eau, chez les récureurs d'égoûts, chez les personnes qui chassent dans les marais, sur le bord des étangs. Suivant cet auteur, les gonorrhées catarrhales sont quelquefois si violentes qu'on ne peut les distinguer des gonorrhées virulentes.

Dans les Archives générales de médecine, M. Lallemand rapporte plusieurs faits qui constate que le refroidissement des pieds est une cause fréquente de blennorrhagie.

Le docteur Mondière, médecin à Loudun (Vienne) a publié une observation de blennorrhagie survenue à la suite de la suppression de la sueur des pieds. Cette intéressante observation, reproduite dans la Gazette médicale de 1840, a été recueillie dans le Journal d'Hufeland, par le docteur Ideler. Ce médecin y a joint plusieurs faits qui viennent confirmer que cette cause peut donner lieu à un écoulement blennorrhagique.

Nous extrayons du mémoire fort remarquable publié par le docteur Mondière, le fait suivant :

M. A., est sujet à la sueur des pieds; à 44 ans, ces parties éprouvent un refroidissement vif et subit, à la suite d'immersion dans de l'eau glacée : il en résulte un écoulement blennorrhagique (M. A., jusque-là, n'avait pas eu de commerce avec des femmes). On le traite pendant deux mois sans succès ; la sueur revient : la guérison suit immédiatement. Dix ans plus tard, voulant satisfaire un besoin, il sort de son lit, marche nus-pieds sur des pavés froids et humides ; il y a suppression de la sueur des pieds. Trois jours après, cuissons en urinant, ressenties d'abord à la base de la verge, puis dans toute son étendue ; écoulement abondant par l'urètre de muco-pus jaunâtre mêlé de quelques stries de sang : douze sangsues sont mises au périnée, des bains sont donnés ; il y a cessation de la douleur, mais l'écoulement est aussi abondant ; la sueur des pieds se rétablit, l'écoulement urétral diminue immédiatement ; ou fait des injections avec de l'eau de rose et l'acétate de plomb : la guérion a lieu au bout de dix jours.

Une des causes de blennorrhagies et de blennorrhées qui ont le plus occupé les auteurs, est le rhumatisme goutteux ou la goutte, comme on l'appelle. Stoll, Winckler, Franck, Kœmpf, Tilenius, Deplaigne, Sauvages, Barthès, Murray, Hunter, B. Bell, Swédiaur, Cullerier oncle, Guilbert, MM. Lagneau, Jourdan, Gauthier de Claubry, Mondière et un grand nombre d'autres médecins dont les noms ne peuvent être rappelés, rapportent des faits qui ne laissent aucun doute sur la liaison intime qui existe entre la goutte et les écoulements urétraux.

Stoll parle de la strangurie et de la gonorrhée goutteuses. Ces affections, d'après ce médecin, donnent lieu à des écoulements âcres et brûlants, souvent verdâtres, assez consistants, et fréquemment pris pour vénériens ; « delà, dit Stoll, de grandes disputes entre mari et femme, qu'il appartient au médecin d'appaiser. D'autres fois, au contraire, continue Stoll, ces écoulements sont aqueux et abondants : les douleurs augmentent le soir. »

Kœmpf parle d'un homme qui, tous les deux ou trois mois, était pris d'un accès de goutte qui toujours commençait par un flux de l'urètre, semblable à celui de la gonorrhée.

Tilenius rapporte un cas pareil. L'écoulement dura cinq mois, en alternant avec des accès de goutte.

Souvent un écoulement urétral termine un accès de goutte. Deplaigne a rapporté une observation de blennorrhée arthritique ou goutteuse trop curieuse pour que n'en donnions pas ici l'analyse.

Un homme de famille goutteuse, lui-même goutteux depuis dix ans, a une attaque au gros orteil ; elle cesse et est remplacée par un flux de l'urètre, avec ardeur, difficulté d'uriner. Depuis dix-sept ans qu'il est marié, il n'a fait aucune infidélité à sa femme, qui est restée saine. On croit sa gonorrhée de nature vénérienne, on la traite par les frictions mercurielles, à un jour d'intervalle, d'abord d'un demi-gros, puis d'un gros. — Cessation subite de l'écoulement à la quatrième friction. Mais bientôt le malade est pris d'une nouvelle attaque de goutte au pied ; il se refuse à recommencer le traitement mercuriel ; huit jours après, terminaison de l'accès par un petit nodus. — Il ne s'est pas écoulé trois mois, qu'une autre attaque se manifeste ; elle se termine, comme les précédentes, par un flux urétral. Le docteur Deplaigne est appelé, il emploie les bains, les calmants, les sinapismes à la plante des pieds, puis les vésicatoires. L'écoulement cesse, l'attaque de goutte revient et suit sa marche habituelle.

Le docteur Mondière dit qu'un homme de soixante ans, sujet depuis plus de vingt-cinq ans à des accès de goutte, pendant un grand nombre de ces attaques, était atteint d'un flux urétral. Ces coïncidences de goutte et de blennorrhagie que M. Mondière a constatées plusieurs fois, étant le médecin du malade, se sont encore montrées dans un âge où aucune cohabitation n'avait lieu. M. Mondière dit que la femme de son malade, quoiqu'elle eut cohabité avec son mari dans les moments où le flux avait lieu, est restée saine. Le malade est mort d'une albuminurie.

« Souvent les symptômes de la gonorrhée goutteuse, dit Guilbert, ne diffèrent en rien de ceux de la gonorrhée syphilitique. Les mercuriaux ont un fâcheux effet dans ce cas. » Il a vu aussi des blennorrhées goutteuses. Ce médecin croit avec raison que les gonorrhées vénériennes antérieures sont, chez les goutteux, une prédisposition à la gonorrhée goutteuse ; mais il ajoute : « Nous l'avons observée chez des hommes qui n'avaient jamais été exposés à contracter la maladie vénérienne. »

Barthès regarde les blennorrhées goutteuses comme très nuisibles. Voulait-il dire qu'elles sont contagieuses ?...

Suivant B. Bell, la goutte et le rhumatisme peuvent alterner avec des blennorrhagies. Nous avons rapporté plus haut des exemples de ces cas.

Au lieu d'un écoulement ordinaire par l'urètre, les goutteux rendent quelquefois des urines troubles, comme laiteuses, déposant un sédiment blanchâtre, abondant qui, desséché, a d'abord la molesse de l'argile, se coupe comme du savon et, une ou deux heures après, prend l'aspect, la couleur et la consistance de la craie. On lit dans l'Histoire de l'académie des sciences (année 1747), l'observation d'un goutteux dont les urines offraient ce dépôt.

Les écoulements urétraux s'observent fréquemment chez les scrofuleux, suivant Baumès, Hecker, Selle, Closius, MM. Lagneau et Jourdan.

D'après Schenck, l'asthme peut alterner avec un écoulement blennorrhagique. Nous avons vu un cas semblable que nous rapporterons au chapitre de la blennorrhée prostaturique.

Au rapport de Bosquillon, des rhumes, des maux de gorge, des coryza, se seraient quelquefois terminés par un écoulement urétral. M. Jourdan pense que ces phénomènes ne sont pas rares après les affections de poitrine. Bennet cite des cas de gonorrhées accompagnées de toux violente et d'embarras dans la poitrine, « qui s'arrêtaient lorsque la matière de l'expectoration prenait une certaine consistance. » La toux devenait un peu moins fatigante. Fabre avait déjà rapporté des faits semblables. Bennet a vu des gonorrhées être accompagnées de bronchite, et celle-ci cesser quand celles-là se modéraient.

Une éruption furonculeuse peut déterminer une irritation de l'urètre : M. Lallemand en rapporte plusieurs exemples.

L'influence des dartres sur les organes génito-urinaires a été signalée par Hippocrate. Un grand nombre d'auteurs en ont parlé. Alibert a donné une grande attention à l'action de cette cause ; il disait que, « chez les femmes, les dartres s'échappaient en quelque sorte du vagin, par le moyen des fleurs blanches. »

Vigarons rapporte le fait suivant :

« Un soldat du régiment de Haynault qui n'avait jamais eu de maladies de femmes ; mais qui avait des dartres au pubis et au scrotum, les fit disparaître au moyen d'un onguent. Il lui survint un écoulement par la verge, avec difficulté d'uriner, tumeur au devant des bourses. Cette tumeur ouverte dégénéra en fistule. Il entra en 1779 à l'hôpital royal de Montpellier : bains, boissons antipsoriques. Six semaines après la dartre reparaît. — Guérison complète après quatre mois de traitement.

Vigarons, qui admet des gonorrhées dartreuses, dit qu'elles occasionnent des ischuries, des ardeurs de vessie, des tumeurs au périnée.

M. Jourdan pense que dans tous les temps où la lèpre a régné, elle a dû être accompagnée d'écoulements urétraux.

Le docteur Bouchard rapporte le fait suivant :

Un marchand de vin, peu de jours après la disparition d'une dartre qu'il portait à l'avant-bras gauche, vit se manifester un écoulement par le canal de l'urètre, avec douleurs vives et tous les symptômes qui caractérisent l'urétrite vénérienne : Cet homme ne s'était pas exposé à la contagion syphilitique.

Voici l'analyse d'une observation que l'on trouve dans le traité de Chopart. Un homme âgé de 52 ans, d'un tempérament mélancolique, sujet aux hémorroïdes, et dans sa jeunesse ayant été très porté aux jouissances vénériennes, n'avait eu aucune affection syphilitique. — Il lui survient des dartres au scrotum. — Il emploie une pommade dessicative. — Disparition des dartres. — Six moix après, difficulté à uriner, douleur à la vessie, urines troubles, rougeâtres, qui déposent une matière épaisse et glaireuse ; on le sonde : urètre sain, prostate plus grosse qu'elle ne l'est ordinairement. — Bains émollients, sangsues à l'anus, pilules de Belloste. — Soulagement ; toujours sédiment dans les urines. — Le malade croit perdre du sperme ; état fâcheux d'amaigrissement, de spasme, d'irritation. — Cautère au bras. — Guérison.

Cette observation qui est fort longue dans le livre de Chopart ne renferme que ce que nous venons d'en extraire ; elle offre encore un exemple de l'influence des dartres et des hémorroïdes sur la portion prostatique de l'urètre et sur la prostate. Nous croyons avec Chopart que ce mucus rendu n'était point du sperme, mais un fluide qui provenait des follicules de la prostate et de la membrane muqueuse de la région prostatique de l'urètre.

Nous rapporterons dans cet ouvrage l'observation d'un brigadier de gendarmerie qui vit, sept fois différentes, une blennorrhée coïncider avec la gale.

Les individus d'un tempérament scrofuleux ou lymphatique sont très exposés aux écoulements de l'urètre, et surtout aux blennorrhées. Des excès de coït, l'abus des boissons alcooliques, la cohabitation avec des femmes qui ont leurs menstrues ou habituellement des flueurs blanches, suffisent pour leur faire contracter des blennorrhées qui sont très difficiles à guérir, et peuvent, dans certains cas se communiquer.

La persistance des écoulements urétraux est encore plus grande, s'ils proviennent d'une blennorrhagie contagieuse. Cette affection chez les scrofuleux devient interminable, ou si elle cesse parfois, elle reparaît bientôt sous l'influence des moindres causes. Il suffit d'un refroidissement, de l'usage du vin, du café, du thé, de la bière, pour faire reparaître un écoulement qui semblait avoir cessé.

Dans les pays froids et humides, on voit très fréquemment des catarrhes chroniques des parties génitales s'établir, surtout chez les scrofuleux, chez les individus dartreux, sujets aux éruptions cutanées, ou qui ont eu des gales invétérées.

On peut, ce nous semble, établir la proposition suivante : Dans certaines dispositions organiques et sous l'influence de causes atmosphériques encore peu connues ou mal déterminées, le déplacement d'affections cutanées sur la membrane muqueuse de l'urètre, produisent les mêmes effets que si l'inflammation de l'urètre était primitive, et fut passée à l'état chronique. C'est un fait acquis à la science que, sous la dépendance de ces causes, une blennorrhée peut naître sans avoir été précédée de l'état aigu ; elle peut se manifester essentiellement. On peut en dire autant des causes dont nous avons rappelé l'action. Mais il est douteux qu'une blennorrhée puisse se développer ainsi de l'infection syphilitique sans avoir passé primitivement par l'état aigu. Quelques légers que soient les phénomènes morbides, ils seront autres que ne le sont les phénomènes des blennorrhées primitives et essentielles dont nous venons de parler. C'est un point de doctrine qui n'attend plus que la confirmation de l'expérience de ceux qui fixeront sur lui leur attention.

La rétrocession des éruptions cutanées dont nous avons déjà fait voir l'action sur le canal de l'urètre est aussi un fait avéré, qu'il y ait métastase ou simplement déplacement de l'irritation.

M. le professeur Lallemand cite l'observation d'un jeune homme qui ayant usé d'une pommade astringente pour faire passer des boutons qu'il attribuait à un vice psorique, eut une blennorrhagie aiguë très intense, on le fit couvrir de laine de la tête aux pieds, l'éruption reparut et l'écoulement cessa.

On lit aussi dans l'ouvrage de ce médecin l'histoire d'un négociant, sujet à des éruptions fréquentes. Il avait vu paraître des écoulements qu'il ne pouvait attribuer à une cause impure ; marié, il les vit se renouveler. On fit des traitements variés ; le mercure fut administré ; mais les écoulements revinrent comme auparavant. On les attribua à l'influence des règles, des fleurs blanches, ces causes étaient illusoires. Ces écoulements alternaient avec des éruptions de furoncles, de dartres ou la manifestation d'une diarrhée. M. Lallemand conseilla un traitement composé de bains sulfureux, de tablettes de soufre, de décoction de douce-amère et d'oxide d'or. La disposition morbide diminua. On vit en même temps paraître plus rarement les écoulements ; ils étaient moins abondants et duraient moins longtemps.

Ces déplacements d'une irritation de la peau sur une membrane muqueuse, s'observent fréquemment. « Il existe, dit M. Lallemand, une connexion étroite entre les membranes muqueuses génito-urinaires et la peau, surtout avec celle du scrotum et du périnée, et réciproquement. On a trop de tendance à les attribuer à l'impression d'un élément contagieux ou syphilitique, et à les traiter par les mercuriaux quand la cause ignorée égare l'opinion du médecin. »

« Chez les personnes affectées de dartres, dit M. Lallemand, les blennorrhagies ont rarement pour cause une infection. »

Une maladie de la peau, quel quelle soit, prédispose à la blennorrhagie. Nous avons souvent constaté ce fait ; lorsque les personnes ainsi disposées s'exposent à l'infection, la contagion est presque immanquable.

On aurait pu aussi rapporter à une cause infectante l'écoulement qui survint à un jeune savant dont parle M. Lallemand. Ce jeune homme avait aussi fait disparaître une éruption cutanée au moyen d'une pommade astringente.

Dans l'impossibilité où nous sommes de rapporter tous les faits consignés par les auteurs, nous devons nous borner à indiquer les causes qui vont suivre et qui ont été signalées par des médecins dignes de foi, comme ayant produit des blennorrhagies et des blennorrhées, sans que l'on puisse dire qu'un coït infectant soit venu aider à leur action ; savoir :

Les croûtes laiteuses, la gale, les vers ascarides du rectum (Lallemand, Jourdan). Un accès de colère (Lallemand) La toilette des parties génitales faite avec de l'eau de savon, une injection avec cette même eau, après le coït, dans le but de se préserver de l'infection (Swédiaur). Le crétinisme (Cullerier Oncle). La dentition, l'évulsion des dents chez les enfants, (Hunter, Cullerier Oncle, Jourdan, Rayer). Une rupture des vaisseaux de l'urètre pendant de violentes érections (Capuron). L'application d'un corps irritant au bout de la verge (Cullerier Oncle). L'injection d'un fluide irritant (Swédiaur, Cullerier, Jourdan). Les rétrécissements de l'urètre (Hunter, Bell, Cullerier, Ducamp, Lallemand, Jourdan, Civiale,

Leroy, etc.) Les engorgements de la prostate (B. Bell, Cullerier, Lallemand, Mercier). Un calcul vésical (Bell, Cullerier, Jourdan). Des exercices trop fatigants (Capuron). Les cahots d'une voiture mal suspendue (B. Bell, Lallemand). La percussion, les contusions, des pressions, des frottements exercés sur le canal et sur la verge (Cullerier, Civiale, Jourdan).

A cette occasion, rappelons l'histoire d'un commis voyageur, qui se trouvant pendant une nuit en diligence auprès d'une jeune femme avec laquelle il établit un commerce d'attouchements, resta en érection jusqu'au jour. La femme frotta la verge sur le pantalon. Il en résulta une irritation vive de l'urètre qui fut suivie d'écoulement. Un abcès survint près du frein, que nous ouvrîmes. Ce flux urétral ne différait pas de celui qui aurait eu pour cause un coït infectant : il dura quarante jours et exigea le même traitement qu'une blennorrhagie ordinaire gagnée par le coït.

On a encore mentionné des corps durs, irritants, introduits dans le canal (Cullerier). La station assise sur un banc de pierre (B. Bell).

Nous avons aussi constaté l'action de presque toutes ces causes ; nous en ferons connaître les résultats dans les autres parties de cet ouvrage.

Tous les auteurs ont mis au rang des causes de la blennorrhagie et surtout de la blennorrhée, le coït pratiqué avec une femme qui a, est sur le point ou vient d'avoir ses règles, ou dont l'accouchement est récent ; avec une femme atteinte de leucorrhée. Quand nous parlerons des balanurites et des blennorrhées balanuriques, nous arrêterons l'attention du lecteur sur les dangers que l'on courre en pratiquant le coït avec une femme atteinte d'inflammation ou d'ulcération au col de la matrice.

Mais la cause qui domine toutes celles dont nous venons de parler, c'est une cohabitation avec une femme atteinte d'écoulement syphilitique aux parties génitales ou de maladies vénériennes qui rendent le contact dangereux pour celui qui s'y expose.

Swediaur croit que le contact le plus superficiel avec une personne infectée suffit, et qu'on peut gagner la maladie en allant aux commodités après une personne atteinte de blennorrhagie, si elle y a laissé de la matière de l'écoulement.

Il nous semble que G. Gay-Lussac a poussé trop loin le raisonnement physiologique, en disant que la blennorrhagie est l'effet complexe de l'érection, de l'action du sperme et de celle de l'urine sur l'urêtre, nous ne saurions partager cette opinion.

Les causes dont nous venons de parler, plusieurs autres encore qui seront rapportées plus tard, peuvent agir sur le canal de l'urètre, et y produire une excitation anormale, une irritation catarrhale ou sanguine, ou une inflammation de ce conduit, d'où pro-

céderont des blennorrhagies ou des blennorrhées simples, essentielles, catarrhales, ou irritatives ou inflammatoires. L'action de ces
causes sera subordonnée à la prédisposition des sujets, à leur idiosyncrasie, aux saisons, à l'état de l'atmosphère, aux maladies régnantes.

Il est de ces causes qui agissent de préférence sur telle ou telle
partie du canal de l'urêtre, ou donnent à l'affection un caractère
particulier et une intensité plus ou moins considérable.

Dans les considérations générales qui vont suivre, nous allons
essayer de tirer toutes les conséquences des choses qui sont exposées dans ce chapitre.

Quoique toutes les causes dont il a été fait mention plus haut peuvent produire, sans le secours d'aucunes autres, des écoulements
urétraux, soit blennorrhagiques, soit blennorrhéïques, cependant
il en est qui ont besoin de l'excitation du coït, supposé non infectant, pour déterminer une affection de l'urêtre qui donne lieu à un
écoulement.

Il y en a donc qui sont à la fois prédisposantes et efficientes; il n'y
a guère que l'infection syphilitique qui soit déterminante, et encore devons-nous admettre qu'elle ne saurait agir dans tous les cas,
dans toutes les circonstances, car nous ne pourrions, sans cette considération, nous expliquer comment il se fait que la contagion n'a
pas lieu chez toutes les personnes qui s'y exposent avec la même
femme. Ce fait est tellement évident, il a été si souvent observé,
qu'il serait superflu d'en montrer de nouveaux exemples, plus
inutile encore d'en donner de nouvelles preuves.

Toutes les excitations génitales dont nous nous sommes occupés en commençant ce chapitre, mettent le canal de l'urêtre dans un
état de stimulation voisin de l'irritation. Si cette cause suffit, la blennorrhagie ou la blennorrhée sera du genre irritative sans un développement considérable de douleur, et son siége sera dans les parties profondes de l'urêtre. Si le coït répété avec cette prédisposition
organique fait éclater l'affection, son siége sera le même que celui
qui a été déterminé par la prédisposition; mais alors, c'est-à-dire,
dans le cas d'une prédisposition, l'irritation sera plus considérable,
la douleur se fera particulièrement sentir au périnée ou dans la région bulboso-prostatique.

Cette irritation pourra s'élever jusqu'à l'inflammation, si aux causes dont nous venons de parler, s'ajoute l'abus des liqueurs spiritueuses, si le coït prolongé par l'ivresse a tenu pendant longtemps la
verge dans un état de stimulation. Mais si, même avec ces antécédents, la femme était atteinte d'uritro vaginite, la violence de toutes
ces causes réunies pourra faire naître une inflammation intense, une
blennorrhagie cordée, dont le principal siége s'étendra du bulbe au

col de la vessie; et si l'inflammation est moins violente, la moindre pression du testicule pourra déterminer une urétrite inflammatoire ordinaire qui bientôt se compliquera d'épididymite.

La masturbation ne produit ordinairement, quand elle agit seule, que des blennorrhées des parties profondes de l'urètre avec super-sécrétion de la prostate. Cette super sécrétion a lieu aussi toutes les fois qu'on fait abus du coït, que des érections durent longtemps, que dans cet état on rencontre des obstacles à l'accomplissement de la copulation, car c'est encore dans les parties profondes de l'urètre que se passent tous les phénomènes d'excitation. Aussi alors, on sent un poids incommode et douloureux vers l'anus, qui s'étend au périnée, et par sympathie, une constriction à la gorge et une lourdeur inaccoutumée dans la région du périnée. Il y a aussi endolorisse-ment et léger gonflement des testicules, et un affaiblissement trem-blottant des membres inférieurs, surtout si les efforts du combat, ou si les désirs non satisfaits ont eu lieu debout ou dans une position gênée.

La continence forcée qui mène à la masturbation, ou obsédé par de continuels désirs exprimés par des érections soutenues, peut aussi produire les effets dont nous venons de parler.

L'accumulation de la matière sébacée entre le gland et le pré-puce, les fissures à l'anus, les vers ascarides du rectum portent aussi leurs effets sur les parties profondes de l'urètre, et principalement sur la prostate. Mais les blennorrhagies sont rares par ces causes; elles donnent presque toujours lieu à une blennorrhée prostatu-rique.

Si les excitations génitales sont nuisibles dans la jeunesse, com-bien ne seront-elles pas dangereuses dans la vieillesse. Les maladies de la portion prostatique de l'urètre, de la prostate, de la vessie, des testicules, des reins, en seront une conséquence nécessaire. Malheur au vieillard qui se laisse entraîner au dévergondage de son imagina-tion, et qui, pour arriver à une copulation toujours imparfaite et pé-nible, use ou laisse user sur lui des moyens de déterminer une érec-tion factice et forcée! Il est des hommes chez qui une bonne cons-titution et une vie sage et régulière, prolongent la virilité; mais ces exemples sont rares dans le siècle où nous vivons, et l'on ne peut assigner l'époque où l'homme doit commencer à user modérément et même à s'abstenir des plaisirs de l'amour. La nature prévoyante l'avertit qu'il doit faire ce sacrifice aux années qui lui restent à vi-vre, afin de les passer dans le calme d'une santé que les infirmités ne viendront pas affliger. « L'empereur demandait à Corvisart si un homme à soixante ans, pouvait encore procréer... Quelque-fois, sire, dit l'illustre archiâtre. Et à soixante-dix ans, reprend Na-poléon... Toujours, sire, toujours, répond Corvisart. »

L'abus du café, du thé, d'une alimentation stimulante, prédispose aux maladies inflammatoires. Un coït, dans cet état, peut amener une blennorrhagie ou plus souvent une blennorrhée, car il faut sans doute l'action de cette dernière cause pour déterminer un écoulement de l'urêtre dont le siége, dans ce cas, est difficile à déterminer.

Quoiqu'il ne soit pas le moment de discuter l'action des métastases, cependant nous ne pouvons nier que les maladies de la peau, la suppression de la transpiration, de la sueur des pieds, des aisélles, la goutte, le rhumatisme, peuvent développer une irritation du canal de l'urètre, qui se trahit, avec douleur, sous l'aspect, d'un écoulement blennorrhagique ou blennorrhéique. Que cette action ne puisse pas s'expliquer, dans l'état actuel de nos connaissances, nous ne le nions pas ; mais le fait est réel, incontestable ; sa manifestation a été attestée par un trop grand nombre d'auteurs pour que nous puissions ne pas l'attribuer à un déplacement d'action , d'autres diraient à un transport de fluides viciés sur les follicules et les glandes de l'urètre.

L'action des hémorroïdes, celle de certains aliments et de quelques médicaments, ne saurait non plus être expliquée. Qu'importe si les faits démontrent une étroite liaison entre les causes et les effets dont nous nous occupons ?

Quant à l'action des flueurs blanches, des irritations avec supersécrétion du vagin ; quant aux gonflements et maladies inflammatoires, éruptives ou ulcéreuses du col utérin, on ne saurait non plus en nier l'influence snr le canal de l'urètre pendant l'acte du coït, influence modifiée toutefois par l'habitude qui semble anéantir ou émousser l'action des fluides sécrétés sur le membre viril qui en reçoit le contact. Il est remarquable que les blennorrhagies et les blennorrhées, contractées dans ces circonstances, ont presque toujours leur siége dans les parties antérieures de l'urètre, à moins que l'affection ne soit catarrhale, car alors elle peut s'étendre à tout le tube urinaire et envelopper même la prostate dans son action ; mais si elle est inflammatoire, elle se confine le plus souvent dans la portion de l'urètre embrassée par le gland, et s'accompagne presque toujours d'un engorgement sous-muqueux pour constituer la balanurite dermoïde.

Nous allons nous occuper maintenant des causes et des circonstances qui renouvellent un écoulement blennorrhagique ou blennorrhéique que l'on croyait tari, et de celles qui changent en une blennorrhagie une blennorrhée ou un suintement habituel.

Écarts de régime. — M. Civiale parle d'un Portugais, âgé de 30 ans, qui, après plusieurs gonorrhées suivies de suintement urétral, voyait l'écoulement reparaître après des écarts de régime. Le coït mo-

déré produisait une légère difficulté d'uriner pendant quelques heures ; si la cohabitation était précédée d'érections prolongées, elle
donnait lieu à une rétention d'urine. M. Civiale pense que ces accidents dépendaient d'un spasme de l'urètre : nous n'admettons pas
cette explication ; nous pensons que la phlegmasie latente de la portion prostatique de l'urètre prenait un certain accroissement, et
que la prostate éprouvait un gonflement passager. Ce qui semble
confirmer ce diagnostic, que nous établissons avec quelque réserve, d'après les incomplètes notions du fait, c'est que le cathétérisme évacuatif suffisait pour faire cesser immédiatement les accidents de la rétention. Cette circonstance a pu tromper M. Civiale
et lui faire prendre le change sur la cause de l'obstacle au libre
cours des urines.

Ducamp a vu aussi (27e observation) un suintement exaspéré
après des écarts de régime et des fatigues : nous rapporterons le fait
à l'article membranurite.

ABUS DES BOISSONS ALCOOLIQUES. — Non seulement cette cause
rappelle un écoulement qui n'est plus qu'à l'état de suintement,
mais elle change ce suintement en écoulement blennorrhagique.
On verra deux faits que nous avons observés, à l'article pénisurite.

Il est inutile de faire remarquer ici combien est pernicieux l'abus
des alcooliques, quand on sait que du vin pris, même en médiocre
quantité, suffit souvent pour donner lieu à un écoulement blennorrhagique chez les personnes sujettes à un suintement urétral, avec
ou sans rétrécissement de l'urètre.

COPULATION. — M. Lallemand a vu des excès le coït faire passer
la blennorrhée à l'état blennorrhagique, un suintement habituel
à celui d'écoulement ou perpétuer une blennorrhée.

Nous rapporterons à l'article pénisurite deux observations où
cette cause a joué le principal rôle. Une autre observation sera re-
latée à l'article membranurite.

M. Lallemand a vu (V. Bulbosurite) et nous avons souvent constaté, que le coït, même ordinaire, a rappelé une blennorrhée à
l'état d'écoulement.

Ces faits sont si multipliés que nous croyons devoir ne pas insister
davantage. Quel est le médecin qui ne les a pas observés ?

UNE FAIBLESSE RADICALE DE LA CONSTITUTION, UN ÉTAT NERVEUX
PARTICULIER. — M. R..., âgé de 27 ans, affecté d'un suintement urétral depuis 3 ans, voyait de temps en temps reparaître un écoulement qui plusieurs fois
prenait les caractères d'une blennorrhagie aiguëe ; mais dont les phénomènes
cessaient après quelques jours de durée. M. R... avait une maîtresse dont, disait-
il, il ne pouvait suspecter la fidélité. Ce suintement était la suite d'une blennorrhagie qui avait été traitée méthodiquement. Il n'y avait ni rétrécissement,
ni douleur au contact de la sonde boutonnée, si ce n'est vers le bulbe et à l'en-

trée de la véssie. Peut-être une légère lésion vers ces parties et l'état général du malade entretenaient ils la permanence de ce suintement. M. R..., dans la crainte d'irriter son estomac, suivait un régime débilitant. Je lui conseillais un régime analeptique, l'emploi de bougies en diachilon dans le canal; il fit usage des eaux d'Heilbrun, prit 20 bains sulfureux, et fut guéri après 5 mois de ce traitement. La guérison fut consolidée par des bains de mer. Il y a 5 ans que le suintement n'a pas reparu et la constitution de M. R... s'est considérablement affermie.

M. le professeur Lallemand a aussi observé qu'un tempéramment lymphatique très prononcé, une faiblesse, une délicatesse de constitution, un état nerveux, une vie trop sédentaire, ont concourru à perpétuer des suintements urétraux.

Des balanites souvent renouvelées. — M. de B... jeune homme de 23 ans, avait été plusieurs fois atteint de balanite qui avait toujours résisté à un traitement ordinaire et n'avait cédé qu'à la cautérisation. La dernière balanite ne fut plus suivie de la récrudescence ordinaire; mais M. de B... se vit bientôt affecté d'un suintement urétral sans douleur. Des injections à l'azotate d'argent la firent disparaître.

Un long usage des amers, des astringents, des toniques. — Nous avons donné des soins à un jeune homme de 28 ans qui voyait reparaître un suintement toutes les fois qu'il prenait des amers pour se fortifier. Il avait eu une blennorrhagie deux ans auparavant.

Dans l'ouvrage de M. Lallemand sur les pertes séminales, on pourra lire les observations 10, 15, 18, 20 et 27, où ces causes ont fâcheusement agi.

Usage d'injections abortives, composées de un a quatre grammes de nitrate d'argent dissout dans trente ou soixante grammes d'eau distillée. — Depuis que ce moyen abortif de la blennorrhagie aiguë a été recommandé par quelques médecins plus désireux de guérir promptement que sûrement, nous avons souvent l'occasion de traiter des blennorrhées qui succèdent à ce traitement. Nous en ferons connaître des cas remarquables.

M. de M..., âgé de 28 ans, traité par nous, il y a 18 mois, pour une blennorrhée que nous avons guérie au moyen de bains de fauteuil d'eau de son tiède et de bougies emplastiques, contracta, il y à 3 mois une blennorrhagie aiguë. N'étant pas à Paris, il s'adressa à un médecin de province qui lui fit des injections avec une solution de 1 gramme de nitrate d'argent dans 32 grammes d'eau distillée. Ces injections déterminèrent une vive irritation, il s'écoula de l'urètre une grande quantité de sang et de sérosité roussâtre et purulente, et plusieurs jours après, toute trace de blennorrhagie était effacée. Mais 8 jours ne s'étaient pas écoulés qu'un suintement parut;

du muco-pus d'un blanc jaunâtre, empesant le linge, vint avertir M. de M... que sa guérison n'était pas complète. Il est venu nous consulter. En le sondant avec la bougie boutonnée, nous avons constaté une phlegmasie latente au bulbe et au col de la vessie, manifestée par des douleurs vives, des envies fréquentes d'uriner et une chaleur inaccoutumée de l'anus toutes les fois que la miction est opérée. Il a fait usage de bains de fauteuil, d'acide benzoïque, matin et soir, et lorsque les phénomènes notés furent appaisés, des bougies laissées, soir et matin, pendant 10 minutes, ont fait disparaître cette blennorrhée; elle n'a pas reparu depuis 6 mois. Il vient aujourd'hui nous consulter pour un ulcère au prépuce.

DARTRES. — Les individus sujets aux dartres sont prédisposés aux écoulements urétraux, et chez eux on les voit reparaître avec une grande facilité. M. Lallemand a consigné cinq observations qui ne laissent aucun doute à cet égard. Nous avons souvent eu occasion de faire la même remarque. Nous rapporterons dans la troisième partie de cet ouvrage plusieurs observations à ce sujet.

HÉMORROÏDES, FISSURES A L'ANUS, VERS ASCARIDES. — Ne pouvant nous rendre compte de la persistance et des retours de certains suintements urétraux, nous avons souvent constaté que les causes sus-mentionnées produisaient cet effet. Plusieurs auteurs, et entre autres M. Lallemand ont fixé l'attention des médecins sur ce sujet. Nous parlerons plus tard de l'influence de l'anus sur l'urètre et réciproquement.

UN LONG VOYAGE FAIT EN VOITURE. — L'échauffement produit par les fatigues d'un long voyage fait en voiture est une cause qui rappelle souvent des écoulements que l'on croyait taris. Nous en rapporterons un exemple dans la troisième partie de cet ouvrage : l'on peut en lire dans le livre de M. Lallemand sur les Pertes séminales.

UNE CONSTIPATION OPINIATRE. — Cette cause, résultant souvent d'une blennorrhée, peut rappeler un écoulement blennorrhagique ou perpétuer un suintement habituel.

Il y a de nombreuses circonstances dans l'organisme qui prouvent qu'un effet produit donne lieu à une cause productrice d'accidents nouveaux, dont la réaction augmente les éléments du mal jusqu'à l'envahissement totale de l'économie.

ÉQUITATION PROLONGÉE. — Est-ce la pression du périnée, les secousses produites dans la partie sur laquelle on repose étant en selle, qui rappellent un écoulement tari, augmentent ou perpétuent un suintement existant ?

Nous avons souvent constaté ce résultat chez des personnes qui reprenaient trop tôt l'exercice du cheval, qui faisaient en selle un voyage fatigant, qui, dans un court moment, franchissaient au galop un long espace.

Station assise longue. — On sait que les hommes qui restent longtemps assis sont sujets aux hémorroïdes, à la constipation, aux congestions des parties profondes du bassin et aux affections des régions prostato-anales ; tels sont ceux qui se livrent aux travaux de l'esprit, les employés des ministères, les commis aux écritures des maisons de banque et de commerce, les hommes qui, par état ou profession, doivent rester assis. Voici un fait qui vient prouver que cette cause peut s'opposer à la guérison d'une blennorrhée :

M......, compositeur d'imprimerie, passait toutes les nuits assis, il avait contracté, il y avait 4 ans, une prostaturite aiguë qui fut négligée ; — Suintement. — Tous les moyens furent inutilement mis en usage ; — il vint nous consulter : nous conseillons un long voyage à pied , des promenades faites aussi à pied ; il ne reste assis que pour prendre ses repas. — 4 mois après il revint : le suintement avait disparu. — Il reprend ses occupations. — Un mois après retour du suintement : cautérisation de la région prostatique ; bains alcalins ; usage d'un siége en paille à jour. — Guérison complète. — M... s'est marié, il y a 2 ans et malgré des cohabitations répétées sans mesure, le suintement n'a plus reparu.

Usage des purgatifs drastiques. — Nous verrons, à l'article traitement, que les purgatifs quels qu'ils soient, sont nuisibles dans le traitement des écoulements urétraux, hors le cas où un état saburral en exige l'emploi. Dans les blennorrhagies, ils augmentent la sécrétion de l'urètre ; dans les blennorrhées ils sont presque toujours nuisibles.

Varicocèles. — Des auteurs dignes de foi ont prétendu que des varicocèles pouvaient déterminer la blennorrhée. Nous avons lieu de croire qu'ils ont pris l'effet pour la cause, dans certaines circonstances. Cependant on se tromperait étrangement si l'on pensait que nous voulons dire que la blennorrhée amène souvent des varicocèles ; la masturbation est la cause la plus directe de cette infirmité.

Abus du copahu, du poivre cubèbe, de la térébenthine. — Dans la vue de guérir vite, il est des médecins qui, sans consulter l'état des organismes, croient que de grandes doses de ces médicaments opèreront des cures merveilleuses de blennorrhées, jusque là rebelles, à tous les moyens connus. Non seulement ils ne les guérissent pas ; mais ils font passer à l'état aigu les suintements chroniques, heureux quand les malades ne contractent pas des affections gastro-intestinales graves et mortelles.

Ces médicaments peuvent être efficaces lorsque le traitement est approprié aux causes de la blennorrhée et à l'état pathologique du canal de l'urètre ; « mais, dit M. Lallemand, à la manière dont on les prodigue tous les jours, on fait certainement plus de mal que de bien. »

La légèreté avec laquelle la plupart des malades observent, dans le courant d'une blennorrhagie aiguë, les prescriptions du médecin qu'ils consultent, les écarts de régime dans lesquels ils tombent, les fatigues auxquelles ils se livrent, les pensées érotiques qui fatiguent leur esprit, les érections qui accompagnent presque toujours l'inflammation de l'urètre, sont encore autant de causes qui font dégénérer l'affection blennorrhagique en blennorrhée, font reparaître celle-ci à l'état de blennorrhagie, perpétuent le mal, et en rendent la cure longue, difficile, et sujette à de nombreuses récidives. Ce sont aussi ces causes qui, étendant les fâcheuses influences d'une blennorrhée, font, d'une maladie légère et presque toujours curable, une lésion grave, profonde, qui enveloppe, en quelque sorte, tous les tissus environnants de son atmosphère morbide, et, par d'incessantes souffrances, réduit à l'état le plus misérable le corps le plus robuste, change en une précoce vieillesse la plus florissante jeunesse, et une vie pleine de force et de santé en une existence débile et valétudinaire qui fait désirer la mort ou la fait devancer par un suicide.

Toutes les causes dont nous venons de parler et plusieurs autres encore qui seront rapportées plus tard peuvent agir sur le canal de l'urètre et y produire une excitation anormale, une irritation catarrhale ou sanguine, et une inflammation de ce conduit, d'où procéderont des blennorrhagies ou des blennorrhées simples, essentielles, catarrhales, irritatives ou inflammatoires. L'action de ces causes sera subordonnée à la prédisposition des sujets, à leur idiosyncrasie, aux saisons, à l'état de l'atmosphère, aux maladies régnantes. Il est de ces causes qui agissent de préférence sur telle ou telle partie du canal de l'urètre, donnent à l'affection une intensité plus ou moins considérable. Ces études trouveront leur place dans la description des espèces particulières de blennorrhées.

CHAPITRE VI.

SIÉGE ET NATURE DE LA BLENNORRHAGIE ET DE LA BLENNORRHÉE.

La lecture des précédents chapitres, et l'analyse des faits que nous y avons rapportés, nous dispensent sans doute de discuter longuement pour prouver que la blennorrhagie et la blennorrhée urétrales ont leur siége dans les tissus qui composent le canal de l'urètre, et principalement dans la membrane muqueuse qui en tapisse l'intérieur ; peut-être serions-nous aussi autorisé à dire qu'une action morbide de ces parties, à quelque degré qu'elle soit portée, faible ou forte, légère ou intense, constitue l'essence, ou si l'on veut, la nature de ces affections ; mais ces deux considérations sont trop importantes, sous le point de vue du diagnostic et du traitement, pour que nous négligions de les étudier de nouveau, et de les entourer de tout ce qui peut concourir à rendre leur démonstration aussi évidente que complète.

Privés des connaissances anatomiques que nous possédons, les anciens auteurs ne paraissent avoir eu aucune idée précise du siége des affections blennorrhoïques, et du genre de lésion qui y donne lieu. Hunter est le premier auteur qui ait attribué la blennorrhagie « à l'inflammation de la membrane muqueuse de l'urètre, l'écoulement à une sécrétion anormale de cette membrane, et non à une exsudation des glandes du conduit urinaire. Une matière irritante appliquée sur la membrane de l'urètre, qui est une surface sécrétoire, en augmente la sécrétion, dit Hunter, et lui donne le caractère du pus. » Littre, au contraire, la rapportait à une sécrétion de la prostate. Nous verrons que, dans certains cas, l'opinion de Littre peut être acceptée, non d'une manière absolue, mais dans un sens relatif.

Les idées de Hunter ont trouvé de l'écho dans le monde médical ; les auteurs qui ont suivi cet illustre chirurgien ont adopté sa théorie ; celle de Littre, quoiqu'elle ait été et soit encore soutenue par des hommes recommandables, a été presque abandonnée. Parmi ceux qui l'adoptent, on compte Chopart, Desault et M. Lallemand. Ce dernier a judicieusement apprécié le rôle que joue la prostate dans la blennorrhagie : il est plus grand qu'on ne le pense généralement. S'il restait quelque doute dans l'esprit de nos lecteurs, à cet égard, les altérations de la prostate, si nombreuses à la suite de l'affection qui nous occupe ; la multitude des causes qui agissent sur cette glande, sa position anatomique, son action, ses influences que nous avons fait connaître plus haut, ne sont-elles pas assez évidentes pour le dissiper ?

Ce n'est pas seulement la blennorrhagie simple, érysipélateuse, superficielle ou érythémoïde, dont Hunter a parlé, il a aussi connu la blennorrhagie composée, phlegmoneuse, profonde, ou dermoïde. « L'inflammation, dit-il, ne se borne pas toujours à la surface de l'urètre et à ses glandes ; elle pénètre plus avant, et affecte la membrane réticulaire ; elle produit une extravasation de lymphe coagulable, comme dans l'inflammation adhésive, qui, en unissant les cellules ensemble, détruit la faculté de distension des corps spongieux de l'urètre, et lui fait perdre ses rapports avec les corps caverneux. » Il ajoute que cet engorgement reste souvent après que toute inflammation est dissipée, ce qui se rapporte à la blennorrhée dermoïde, soit générale, soit partielle. Il est donc évident que c'est à Hunter qu'appartient la première idée des blennorrhagies érythénoïdes, ou superficielles, et des blennorrhagies dermoïdes ou profondes, avec engorgement sous-muqueux. Avant d'avoir lu l'ouvrage du chirurgien anglais, nos observations cliniques nous avaient fait arriver à cette distinction, si importante pour la pratique, que nous nous sommes empressé de la rappeler à l'attention des médecins.

Hunter est-il aussi le premier auteur qui ait soupçonné l'existence des blennorrhagies partielles? Il dit : « Dans les cas ordinaires, l'écoulement ne vient que de l'endroit où l'on sent de la douleur ; lorsque les parties au delà du bulbe et le bulbe lui-même sont affectés au point de donner issue à du pus, ce pus est graduellement pressé dans le bulbe, comme l'est la semence, et il est poussé au dehors par jet. » Hunter a-t-il voulu parler de l'action contractile de la portion bulboso-prostatique de l'urètre? Mais en faisant les distinctions que nous venons d'indiquer, n'avait-il en vue que la gonorrhée inflammatoire et la gonorrhée cordée, attachant, selon nous, trop d'importance à un phénomène qui dépend de l'engorgement du tissu complexe du canal urinaire. Est-ce à Bell, qui met le siége de la blennorrhagie dans la fosse naviculaire, qu'est due la distinction des blennorrhagies partielles? Cet auteur admet trois degrés ; ces trois degrés sont caractérisés par une inflammation qui a trois siéges différents dans le canal. Le premier degré occupe la fosse naviculaire (c'est notre balanurite) ; le second degré, les parties plus profondes de l'urètre (telles sont nos pénisurite et bulbosurite), et le troisième degré, les portions du canal les plus rapprochées du col de la vessie (ce sont nos blennorrhagies membranurite et prostaturite).

L'extension de l'inflammation de la membrane muqueuse à toute l'épaisseur du canal, indiquée par Hunter, a été signalée par Chopart, qui, nous devons le dire, parle vaguement d'inflammation phlegmoneuse et d'inflammation érysipélateuse de l'urètre. « Cette dernière, dit-il, n'affecte que la tunique interne du canal ; la première forme une tumeur dans ses parois. » Desault n'hésite pas à dire que la blennorrhagie résulte d'une inflammation du canal de l'urètre, qui peut être érysipélateuse ou phlegmoneuse. La première l'occupe peu ; mais il donne une grande attention à la dernière forme de l'affection qui, selon lui, est plus fréquente. « Le gonflement du canal qu'elle amène quelquefois, dit Desault, peut occasionner la rétention d'urine. » Il a constaté une tumeur, des abcès formés dans l'épaisseur des parois de l'urètre, et sa pratique lui a prouvé que le repos, le régime et les antiphlogistiques étaient les meilleurs moyens de la traiter. Il rejette les injections, même celles qui sont adoucissantes. Suivant Desault, elles distendent le canal, ou ne pé-

nètrent pas : dans le premier cas, elles augmentent l'inflammation ;
dans le second cas, elles sont inutiles. Mais ces idées ne sont pas en
rapport avec celles qu'il émet sur le siége de la blennorrhagie et sur
la cause de l'écoulement du muco-pus ; car il croit qu'il provient,
tantôt des vésicules séminales, de la prostate, des glandes de Cow-
per, ou des follicules, tantôt du bulbe de l'urètre. Elle est donc encore
confirmée par trois praticiens célèbres, l'opinion que nous soutenons,
et notre division en blennorrhagie érythmoïde, et en blennorrhagie dermoïde.

Ces idées sur la profondeur de l'inflammation et sur les parties
de l'urètre où elle peut isolément se porter ; ces idées, si faciles à
vérifier par l'observation, si fructueuses à appliquer dans la pratique, ont été presque oubliées par les auteurs de notre époque. La
plupart, depuis Hunter jusqu'à nos jours, ont cru que le siége primitif de la blennorrhagie était dans la fosse naviculaire, et que, successivement, il pouvait se montrer, se glisser pour ainsi dire, dans
les autres parties. Swediaur admet ce changement de siége : il est
dû, suivant lui, « à un mauvais traitement, ou à quelque cause
qui a arrêté ou supprimé l'écoulement, ou bien à une cause interne
ou à une matière âcre déposée de la masse du sang. »

Cullérier oncle ne limite pas le siége du mal « à un seul point ; il
est tantôt dans une partie, tantôt dans une autre, ou dans tout le
canal ; le plus souvent à la fosse naviculaire. »

M. Lagneau met le siége de la blennorrhagie dans la fosse naviculaire d'abord, puis dans les autres points. Cependant, nous devons
dire qu'il cherche à rappeler à l'attention des médecins les divisions
de Hunter, de B. Bell et de Chopart, et qu'on lit avec fruit les considérations de cet excellent praticien.

Suivant Cockburn, le siége le plus fréquent, sinon exclusif, est la
fosse naviculaire. « C'est, dit Wathely, une inflammation de la
membrane muqueuse de l'urètre, dans un espace de deux pouces, »
opinion que Hunter avait primitivement adoptée, mais qu'une observation plus attentive lui a fait modifier.

M. Jourdan pense aussi que l'inflammation débute toujours par
la partie antérieure de l'urètre ; le plus souvent la fosse naviculaire.
Beaucoup d'auteurs l'ont limité, dans le plus grand nombre des cas,
à un ou à deux pouces de profondeur. C'était, suivant eux, l'étendue spécifique. Il nous sera facile de prouver que ce siége prétendu
primitif de la blennorrhagie ne constitue qu'une espèce de la maladie, et non le début nécessaire de toute blennorrhagie.

Quoique les auteurs qui nous ont précédé aient pensé que toute
l'étendue du canal peut être malade, ou ses diverses parties isolément, tout est vague dans l'expression de leur théorie, obscure dans
la recherche des siéges. M. Jourdan est le seul qui ait clairement

indiqué la variété du siége suivant les cas, et démontré que l'inflammation on l'irritation, comme il le dit, est superficielle ou profonde; mais aucun de ces auteurs n'insiste assez sur cette division et sur les siéges isolés de la blennorrhagie, quand il s'agit du traitement. Un phénomène, l'érection morbide, à la source duquel ils ne remontent pas, les préoccupe exclusivement. Pour eux, la blennorrhagie est cordée ou elle ne l'est pas, voilà tout.

M. le professeur Lallemand a vu aussi qu'il y avait des blennorrhagies superficielles et des blennorrhagies profondes; il semble admettre des blennorrhagies partielles.

« Il n'est pas nécessaire de supposer un ulcère dans l'urètre, dit Vacca Berlinghièri, pour expliquer les symptômes de la gonorrhée : elle résulte d'une irritation de la membrane interne du canal. » — « La blennorrhagie ne provient pas du virus vénérien, dit Bosquillon; elle dépend de toute cause capable d'enflammer l'urètre.» Cette assertion a passé inaperçue, peut-être n'a-t-elle pas semblé mériter la peine d'être réfutée, dans un temps où la croyance au virus toujours, dans toutes les circonstances mal appréciées, était un article de foi pour les esprits crédules.

Peyrhile admet des gonorrhées phlegmoneuses et des gonorrhées érysipélateuses. La comparaison qu'il a faite de la blennorrhagie et de la balanite nous paraît très juste dans un grand nombre de cas. « J'avoue, dit cet auteur, que de toutes les opinions qui m'ont passé par la tête, l'hypothèse qui me plairait le plus, serait celle qui supposerait dans l'urètre l'état que nous offrent le prépuce et le gland dans la gonorrhée bâtarde... Il y a, ajoute-t-il, dans cette dernière affection, une légère tuméfaction, une rougeur plus érysipélateuse que phlegmoneuse et un suintement, sans qu'on découvre à l'œil simple les canaux qui les fournissent. » On ne saurait disconvenir que cette comparaison ne soit juste. Il y a des balanites qui s'accompagnent d'un gonflement inflammatoire manifeste du gland et du prépuce.

Aux yeux de Hunter, de B. Bell, la blennorrhagie est donc une maladie inflammatoire. Chopart et Desault partagent cet avis; Swédiaur ne paraît pas aussi explicite, car, « s'il y a inflammation, dit cet auteur, elle est du genre catarrhal. » « On ne peut assimiler l'inflammation de l'urètre au coryza, dit Monro, parce que, dans l'urètre, une partie souffre toujours plus qu'une autre. »

Cullerier oncle évite de donner son opinion sur la nature de la blennorrhagie. Il admet une blennorrhagie inflammatoire et une blennorrhagie non inflammatoire. M. Lagneau la divise en inflammatoire, en non inflammatoire et en spécifique. M. Capuron la croit dépendante d'une irritation catarrhale. Il dit que, pendant la blennorrhagie, il se forme dans le tissu spongieux de l'urètre des nodosités ou duretés, tantôt isolées, tantôt groupées et quelquefois disposées en chapelet. Cette observation est très exacte.

« L'urétrite, dit M. Puche, est une inflammation simple ou spécifique du canal de l'urètre ; elle est toute superficielle, sans lésion du tissu qu'elle occupe, du genre de celle qu'on appelle catarrhale. » Il semble faire autant d'espèces de blennorrhagies qu'il y a de causes qui peuvent la produire ; mais il en admet quatre espèces particulières : la première est purement inflammatoire ; la seconde reconnaît pour cause un virus spécifique, contagieux, auquel M. Puche conserve le nom de virus blennorrhagique ; elle est quelquefois suivie de symptômes secondaires, particuliers. La troisième espèce est due à l'infection syphilitique : celle-ci a des symptômes identiques à ceux des chancres. La quatrième espèce provient de l'une des diathèses dartreuse, rhumatismale ou scrofuleuse.

On serait dans une étrange erreur, si l'on pensait que M. Puche distingue ces espèces de blennorrhagies d'après des symptômes propres et particuliers, une marche nécessairement la même, spéciale et des terminaisons identiquement semblables à chacune des espèces. L'on devait attendre ce diagnostic différentiel d'un observateur aussi distingué ; mais, soit que la chose fût trop difficile, soit que les signes particuliers et caractéristiques de chaque espèce lui parussent trop obscurs pour arriver à une distinction tranchée, nette et précise, M. Puche aime mieux s'en rapporter à l'invasion, à défaut de l'inoculation qu'il trouve encore trop incertaine. Ce médecin admet que « l'urétrite qui résulte de la simple excitation des organes par l'acte vénérien se montre d'ordinaire deux à trois jours et quelquefois de suite après cet acte. Elles ne constituent que des affections légères, intransmissibles. Elles proviennent d'une multitude de causes sans rapport avec la moralité des personnes avec qui elles sont contractées. La blennorrhagie qui a pour cause le catarrhe utérin, une vaginite purulente, ou une affection cancéreuse de la matrice, se montre quelques jours plus tard ; il semble qu'il y ait, dans ce cas, un principe morbifique qui se soit communiqué, et qui demande un temps plus long pour produire ses effets que dans le cas d'une simple surexcitation physique. Dans la blennorrhagie due à un principe virulent *sui generis*, l'incubation c'est-à-dire le temps qui sépare l'acte infectant de l'apparition des premiers symptômes n'est guère moindre de sept à huit jours. »

Quant à la blennorrhagie syphilitique, qui, de toutes, est la plus importante à reconnaître à cause de ses conséquences, mais qui est heureusement la plus rare, elle ne se déclare jamais moins de quinze jours après un coït infectant. Cette incubation de quinze jours est, suivant M. Puche, un des sûrs moyens de reconnaître la blennorrhagie syphilitique.

Nous avons textuellement cité ces passages, nous allons discuter leur valeur scientifique sous le double rapport du diagnostic et de la pratique. C'est sur la nature des causes et le temps de l'incubation que M. Puche établit les différences qu'il admet entre les blennorrhagies dont la nature est, selon lui, du genre catarrhal.

Ce n'est pas le lieu de discuter si l'on doit voir une différence tranchée entre la blennorrhagie par *un virus particulier* à cette affection, et la blennorrhagie par *le virus vénérien*. Il nous paraît difficile d'en faire deux espèces, car il nous semble impossible de les distinguer ; et d'ailleurs, le traitement serait-il éclairé par cette distinction ?

Nous admettons des blennorrhagies provenant des diathèses ou de certains états de l'organisme, parce que, du moins, il y a ici une cause que le praticien peut saisir, et contre laquelle il peut diriger des moyens particuliers de traitement, après avoir, toutefois, écarté l'élément inflammatoire qui, dans tous les cas, doit premièrement l'occuper : nous reviendrons plus loin sur ce sujet.

Le temps d'incubation est, suivant nous, un moyen trompeur d'établir les espèces de blennorrhagie. A l'article *Incubation*, nous discuterons le mérite de l'opinion de M. Puche.

M. Jourdan pense que, dans tous les cas, la blennorrhagie est de nature inflammatoire. Il n'y a, suivant lui, que des degrés dans le phénomène de l'inflammation. Cette opinion, qui paraîtra sans doute trop exclusive, a du moins le mérite d'être simple, et de conduire presque toujours à une thérapeutique rationnelle. Certes, envisagée d'une manière générale, la nature de la blennorrhagie se trahit par une activité vitale et fonctionnelle de l'urètre ; s'il est des blennorrhagies chez lesquelles les symptômes observés n'indiquent pas positivement que cet état existe, le faible degré du phénomène morbide en est le plus souvent la principale cause, et non la seule, l'unique. Ces degrés dans la lésion pathologique qui constitue la blennorrhagie ne suffisent pas seuls pour nous en rendre raison ; ils n'indiquent tout au plus que des états divers et gradués d'intensité. Les formes sous lesquelles se présente la blennorrhagie, les influences qu'elle reçoit des différentes causes, la marche que les formes blennorrhagiques affectent, la manifestation diverse de leurs symptômes, leurs terminaisons différentes, les conséquences qu'elles peuvent avoir dans l'avenir sur les organes génito-urinaires et sur l'économie, et leur degré plus ou moins grave de contagion, ne sauraient être expliqués, si l'on n'admet seulement que des degrés dans le phénomène morbide de la suractivité vitale, qui est cependant l'essence de toute blennorrhagie.

Il est des cas où il n'existe dans le canal qu'une surexcitation morbide ; dans d'autres cas, il y a irritation, et enfin, souvent, les

phénomènes dessinent nettement l'inflammation des tissus de l'urètre. Mais sont-ce là des degrés de l'inflammation? ne forment-ils pas
trois états pathologiques de la suractivité vitale, différents, qui exi-
geront des modifications dans le traitement, comme ils en présentent dans la manifestation de leurs phénomènes morbides? Encore
bien qu'ils aient pour principe une exaltation de la vitalité, une sur-
action sécrétoire et exhalatoire des parties qui constituent l'urètre,
et des organes qui lui sont annexés, peut-on dire qu'ils ne soient
que des degrés de l'inflammation? Sans doute, on voit tous les jours
une surexcitation être suivie d'une irritation et celle-ci d'une inflammation; mais ces transformations suffisent-elles pour ne voir dans ces
trois états que des degrés du même phénomène morbide? Non, sans
doute; la surexcitation, l'irritation et l'inflammation sont, selon
nous, trois états morbides distincts, différents, qui peuvent affecter
l'urètre soit superficiellement, les deux premières surtout, soit profondément; mais on ne saurait les confondre et ne voir dans chacun d'eux que des degrés de l'inflammation, qui serait le prototype
de la blennorrhagie.

Il y a donc, pour nous, au moins trois formes de blennorrhagie,
savoir : 1° la forme produite par la surexcitation : elle constitue la
blennorrhagie catarrhale; 2° la forme irritative, ou érythémoïde,
érysipélateuse le plus souvent; et 3° la forme inflammatoire, ou dermoïde, phlegmoneuse presque toujours.

La nature des trois formes précitées de la blennorrhagie, envisagée sous le rapport de l'action organique du canal de l'urètre, peut
donc varier depuis la simple excitation anormale qui gêne, cha-
touille, démange, se change en cuisson quand il y a distension du
canal, jusqu'à l'irritation qui pique les tissus, et l'inflammation qui
les mord et semble les déchirer.

Si cette théorie, déduite des considérations qui précèdent, et ap-
puyée de l'opinion des auteurs que nous avons cités, est appliquée
à l'étude de la blennorrhagie, nous la verrons répondre parfaitement à l'ensemble des faits que nous présente cette affection.

La surexcitation morbide ne peut avoir qu'un temps; elle ne
laisse d'ordinaire aucune trace après elle, si ce n'est un affaiblissement dans les fonctions de l'organe qui l'a ressentie; de là, des blennorrhées prétendues asthéniques, du genre catarrhal.

L'irritation, phénomène plus morbide, si je puis dire ainsi, que la
simple surexcitation, n'a qu'une durée limitée, et est aussi suivie d'asthénie; mais déjà, dans cette action pathologique, il y a injection des
vaisseaux, stase du sang, compression des filets nerveux; il y a, en
un mot, changement dans la texture organique, et l'on conçoit que
des blennorrhées peuvent succéder à cet état pathologique. A cette
manière d'envisager la blennorrhagie de ce genre, se rapportent des

blennorrhées qui, bien qu'elles présentent tous les caractères de l'asthénie, sont susceptibles, sous l'influence de causes irritantes, de passer à l'état sthénique, accompagnées de douleur, d'augmentation et de changement de nature de la sécrétion anormale et habituelle : un grand nombre de faits prouvent la possibilité de cette transmutation.

L'inflammation a, comme phénomène morbide, une durée limitée, pendant laquelle on observe une injection des réseaux capillaires, artériels, veineux, lymphatiques, avec stase forcée, changement de nature du sang, de la lymphe ; épanchement des fluides, épaississement des tissus, altération de leur texture, fièvre locale, compression des filets nerveux, douleur vive, aiguë, fixe, avec gêne, pesanteur. Si cet appareil morbide ne cesse pas dans un temps donné, il laisse dans les tissus des formes d'altérations qui varient suivant les éléments organiques, leur degré de vitalité et l'importance des usages fonctionnels de l'appareil organique.

L'inflammation, si la résolution complète n'a pas eu lieu, si, pour parler un langage plus correct, elle ne laisse pas après elle les tissus dans leur état normal et primitif, en change la nature, altère leur texture, modifie leurs éléments organiques et leurs fonctions physiologiques ; à ces altérations, plus ou moins profondes, imprimées au canal de l'urètre par l'inflammation, répondent des blennorrhées qui sont d'une nature sthénique.

Il y a donc aussi trois formes de blennorrhées : 1° blennorrhées catarrhales ; blennorrhées irritatives ; blennorrhées inflammatoires : la première forme peut être essentielle et non *transmuttée*, comme les deux dernières formes, qui, presque toujours, sont des résultats de l'état aigu.

Il nous paraît impossible qu'avec des idées exclusives de sthénie ou d'asthénie, d'inflammation, d'atonie, de faiblesse, on puisse jamais appliquer aux différentes espèces de blennorrhées les moyens propres à guérir chacune d'elles. Une semblable théorie mène à un traitement exclusif, pour peu que l'on penche pour l'inflammation chronique ou pour une faiblesse radicale laissée dans l'organe après la disparition des phénomènes aigus : on traite alors toutes les blennorrhées de la même manière.

L'histoire des opinions des auteurs sur la blennorrhée va nous convaincre de la justesse de cette assertion. Les anciens attribuaient la blennorrhée à un ou à plusieurs ulcères, à des carnosités, à des excroissances. Albucasis est persuadé qu'il y a un ulcère dans l'urètre, dont la présence se trahit par la douleur et l'écoulement purulent. Les Arabes désignaient la gonorrhée sous le nom de pissement de pus. Rhazès et Albucasis pensaient que l'urètre était ulcérée quand on en voyait sortir du pus sans urine. C'était aussi l'opinion de Valescus de Tarente. Langius, Dulaurent et Donat, B. Bell et M. Capuron ont répété que la blennorrhée est une maladie catarrhale. Donat la compare aux flueurs blanches chez les femmes.

Hunter est le premier qui ait attribué l'écoulement urétral habituel à une action morbide de la membrane muqueuse. Il combat l'opinion des médecins de son temps qui croyaient que la blennorrhée ou suintement urétral était causée par un relâchement ou une constitution affaiblie. Aussi, s'empresse-t-il de dire que le traitement excitant fait souvent du mal, et que le traitement contraire est suivi de succès.

« La gonorrhée habituelle, dit Hunter, ne provient pas des glandes, mais bien de la surface de l'urètre. Les idées lascives augmentent l'écoulement, ajoute ce judicieux auteur. Cette influence a lieu sur la prostate dont elle augmente la sécrétion. »

Cullerier oncle ne décide pas sur la nature de la blennorrhée. Il la croit atonique ou sthénique, catarrhale, rhmatismale, goutteuse, ulcéreuse ou spécifique, suivant la cause qu'il soupçonne y avoir donné lieu. M. Lagneau suit pas à pas la doctrine de son maître. M. Capuron attribue la blennorrhée à un état d'atonie ou d'ulcération de la membrane muqueuse de l'urètre. Suivant M. Tanchou, il peut y avoir des ulcérations dans le canal à la suite d'écoulements rebelles. Mais Vacca Berlinghieri dit avec raison qu'il n'est point aisé de distinguer la blennorrhée avec ulcère de celle qui dépend d'un reste d'inflammation. Ses idées ne paraissent pas bien arrêtées, car il dit que « la blennorrhée peut dépendre de l'affaiblissement des parois de l'urètre, d'un reste d'irritation, d'un rétrécissement ; peut-être, ajoute-t-il, d'un ulcère. »

Le professeur Lallemand croit que la blennorrhée est entretenue par une irritation partielle de la membrane muqueuse de l'urètre et des cryptes qui s'ouvrent à sa surface. « Les écoulements, dit M. Lallemand, étant en général peu incommodes, n'offrant aucune apparence de danger, sont ordinairement très négligés. Dès que l'émission de l'urine n'est plus douloureuse, dès que les érections ne sont plus pénibles, les malades deviennent insouciants ; la sécrétion n'étant plus qu'un suintement habituel, ayant perdu son caractère contagieux, la plupart reprennent leurs anciennes habitudes, et les praticiens eux-mêmes attachent peu d'importance à de si légères indispositions. Cependant, l'irritation habituelle de la surface muqueuse qui persiste, quoique à un faible degré, s'exaspère avec la plus grande facilité. Un coït immodéré ou précédé d'une orgie, l'existence du flux menstruel ou de flueurs blanches pendant l'acte vénérien, suffisent quelquefois pour rappeler l'écoulement avec sa première acuité ; et il est rare alors qu'on ne l'attribue pas à une nouvelle infection. Une course à cheval, un voyage en voiture, une marche forcée, un excès de table, un refroidissement subit, surtout des pieds , produisent souvent le même effet. J'ai vu, dit M. Lallemand, de ces écoulements qui avaient été exaspérés par un accès de colère ou par un violent chagrin. »

Swediaur pense que la blennorrhée est un écoulement de mucus sans symptôme inflammatoire. Il croit qu'elle est toujours une terminaison de la blennorrhagie. « C'est, dit cet auteur, un affaiblissement ou des sphincters des orifices excrétoires, ou des vaisseaux de la membrane muqueuse des parties génitales qui paraissent avoir perdu la faculté de se contracter comme ils sont accoutumés de le faire dans l'état de santé.... Quelquefois, ajoute-t-il, la blennorrhée dépend d'une érosion ou exulcération dans les mêmes parties, accompagnées toujours d'une sécrétion de pus ou de mucus plus abondant que dans l'état de santé. » Il faudrait se montrer peu difficile en fait d'explication, pour admettre celle que Swediaur vient de nous donner. Il est évident que cet auteur n'avait pas des idées bien arrêtées sur le siége et la nature de la blennorrhée, car il admet aussi une blennorrhée par irritation. La gonorrhée sèche, d'après cet auteur, est une blennorrhagie très intense sans écoulement.

Il y a aussi, d'après Swediaur, des écoulements herpétiques, lépreux, scorbutiques. Il les croit contagieux par le coït. Il admet également des causes goutteuses, rhumatismales, externes et internes. Une autre blennorrhée qu'il appelle mécanique viendrait, suivant lui, d'excès des jouissances vénériennes ou de l'abus de la masturbation.

B. Bell a, sur la blennorrhée, exprimé un fait d'observation auquel on n'a pas donné une importance assez grande. « Il y autant d'espèces de suintement, dit ce judicieux auteur, qu'il y a d'espèces de blennorrhées. »

M. Jourdan attribue la blennorrhée à une irritation chronique. Cette opinion, vraie pour la plupart des cas, manque de justesse d'une manière générale.

Il y a un certain nombre d'écoulements, dit M. Civiale, qui paraissent être indépendants de toute lésion organique de l'urètre, et qui sont spontanés. Il met au rang de ces blennorrhées tout coït avec une femme qu'on ne peut soupçonner être infectée. Mais M. Civiale, comme s'il craignait d'avoir avancé une erreur, ajoute que ces écoulements peuvent quelquefois se rattacher à une lésion profonde de la prostate, ou des voies urinaires ou spermatiques : il cite deux cas de ce genre qu'il a observés, et chez lesquels l'écoulement urétral a résisté à toute espèce de traitement. Si M. Civiale s'était donné la peine de recueillir des malades tous les renseignements sur le commencement de la maladie, il aurait vu sans doute

que la blennorrhée a précédé les lésions organiques des voies urinaires, et peut-être de la prostate, et qu'elle en a été la cause au lieu
d'en être l'effet. « Du reste, ce judicieux auteur semble venir au
devant de toute critique de l'opinion qu'il a émise, car plus loin, il
dit : « Lorsque par suite d'une inflammation prolongée, les parois
de l'urêtre ont éprouvé un léger degré d'altération organique, une
simple induration... ce canal est dans un état qui lui donne une
tendance très prononcée à devenir le siège d'une nouvelle phlegmasie
et d'un écoulement. »

D'après ce qui a été dit, nous devons donc, d'une manière générale, étudier et classer la blennorrhagie et la blennorrhée : 1° suivant le siége que ces maladies occupent dans le canal de l'urètre ;
2° suivant la nature de la modification morbide ; 3° suivant les causes qui déterminent ces affections ; 4° suivant l'iodiosyncrasie des
individus qui en sont atteints et les modifications diathésiques qu'offrent les organismes ; et 5° dans l'étude particulière et spéciale de la
blennorrhée, nous devrons rechercher le genre de lésion organique
qui l'entretient, car si cette lésion, quelle qu'elle soit, n'est pas bien
appréciée, la guérison de la blennorrhée par les moyens ordinaires
et vulgairement employés pour la combattre, ne saurait être ob-
tenue.

Ces chefs de considération ont une assez grande importance, pour
qu'il nous soit permis de les discuter ici avec quelque étendue, c'est
la seule manière d'arriver à diagnostiquer toutes les espèces de blennorrhées que nous décrirons dans la troisième partie de cet ouvrage,
et de baser le traitement particulier qui convient à chacune d'elles ;
étude longue, difficile, mais qui fait payer par des succès les efforts
et les soins qu'elle exige. Nous allons donc reprendre ces chefs de
considérations théoriques et formuler notre doctrine sur la blennorrhée.

1° Suivant le siége que la blennorrhagie et la blennorrhée occupent dans le canal de l'urètre. Nous avons déjà vu que le siége
de ces maladies diffèrent souvent, et que cette variation du siége
constitue des espèces qu'il est essentiellement utile de distinguer. Il
serait fastidieux, sans doute, de répéter ici les remarques pratiques
que nous avons exposées dans nos considérations générales (de la
page 5 à la page 18), où se trouvent accumulés tous les documents
qui ont saisi notre conviction. On a vu :

1° Qu'il existe des blennorrhagies et des blennorrhées générales et
partielles ; les premières sont étendues à tout le canal et les dernières fixées seulement à quelques parties ;

2° Que les unes et les autres peuvent être superficielles (érythmoïdes) ou profondes (dermoïdes), suivant que la modification morbide qui les constitue est bornée à la surface interne, ou établie dans

l'épaisseur de la membrane muqueuse du conduit urinaire et même aux parties subjacentes, envahissant, dans ce dernier cas, tous les tissus qui composent l'urètre ;

3º Que des noms particuliers ont été donnés aux blennorrhagies et aux blennorrhées générales ou locales, partielles ;

4º Que la blennorrhagie qui occupe la partie de l'urètre embrassée par le gland, a reçu le nom de BALANURITE, à laquelle répond la blennorrhée BALANURIQUE ;

5º Que la blennorrhagie qui siége dans la portion libre de l'urètre, a été nommée PÉNISURITE, pour désigner qu'elle occupe la partie du canal qui concourt à former cette portion libre et apparente du pénis. A cette espèce de blennorrhagie répond la blennorrhée PÉNISURIQUE ;

6º Que la blennorrhagie qui attaque le bulbe de l'urètre a été appelée BULBOSURITE. Une blennorrhée BULBOSURIQUE répond à la blennorrhagie de cette espèce ;

7º Que la blennorrhagie qui affecte la portion membraneuse de l'urètre a été nommée MEMBRANURITE, à laquelle répond la blennorrhée MEMBRANURIQUE ;

Et 8º que la blennorrhagie qui est fixée au col de la vessie, dans la région de l'urètre embrassée par la prostate, a été nommée PROSTATURITE pour indiquer son siége, et faire déjà présumer la part active que prend la prostate dans cette espèce de blennorrhagie. A celle-ci, répond la blennorrhée PROSTATURIQUE.

Certes, si l'on veut se donner la peine d'observer sur le grand théâtre des hôpitaux, et non sur la scène modérée d'une pratique restreinte, les différentes espèces de blennorrhagies générales et partielles et les blennorrhées locales que nous avons admises ; on ne tardera pas à en rencontrer de nombreux exemples. Nous avons la certitude qu'on confirmera en tous points la justesse de notre classification. Du reste, des observations viendront, dans notre troisième partie, montrer des *specimen* de nos espèces de blennorrhagies et de blennorrhées ; des signes particuliers et caractéristiques les feront distinguer, et d'importantes modifications dans le traitement qui convient à chacune d'elles, seront la preuve de l'importance que l'on devra attacher à distinguer les unes des autres les espèces que nous avons établies. On verra clairement que si jusqu'à ce jour, on n'a pas obtenu des succès constants et durables, si trop souvent d'interminables blennorrhées succèdent aux blennorrhagies, si tant de difficultés se rencontrent dans le traitement des blennorrhées, c'est parce qu'on a négligé l'étude que nous avons faite des espèces, et que l'on n'opposait à toutes les blennorrhagies, qu'un traitement presque identique, souvent irrationnel, toujours banal, routinier, et que pour les blennorrhées, aucun traitement n'était approprié à ces affections si diverses et si difficiles à combattre.

On nous reprochera, sans doute, d'avoir multiplié les espèces de blennorrhagies, et ce reproche paraîtra fondé aux yeux de ceux qui n'auront pas observé, comme nous l'avons fait pendant vingt ans, dans un grand hôpital, sur des milliers de malades chaque année, les blennorrhagies et les blennorrhées. Sans doute, il n'est pas toujours facile de distinguer la bulbosurite, la membranurite et la prostaturite et de les isoler, car, le plus souvent, ces trois affections se trouvent réunies, surtout les deux premières et les deux dernières ensemble. Mais il suffirait de démontrer par des signes rationnels, particuliers et spéciaux, que ces trois espèces de blennorrhagies peuvent exister isolément, pour que le reproche d'avoir multiplié les espèces soit réduit à une vaine chicane ; du reste, ce reproche serait bien mal adressé à nos espèces de blennorrhées, car c'est surtout dans cette affection qu'elles sont distinctes, isolées, quoique, dans une foule de cas graves et anciens, on trouve aussi réunies deux ou trois espèces voisines, par la position de leur siége.

2° SUIVANT LA NATURE DE LA MODIFICATION MORBIDE DE LA BLENNORRHAGIE ET DE LA BLENNORRHÉE. — Nous avons établi qu'il y a, sous ce rapport, trois formes de blennorrhagies, savoir : 1° La blennorrhagie catarrhale, causée par la sur excitation morbide de l'urètre, elle est caractérisée par une douleur peu intense, presque nulle, un flux abondant de mucosités et une participation très-grande de la prostate, qui jette en excès dans l'urètre les produits de sa supersécrétion. Il n'y a point ici de signes certains d'irritation, encore moins d'inflammation. Il semble que l'action morbide se passe, comme cela a lieu en effet, sur les follicules muqueux, les glandes propres ou annexées du canal de l'urètre ; c'est un flux qui, dépourvu de tout ce qui caractérise, à proprement parler, l'irritation, a été considéré comme essentiel et comme un produit d'une sorte de débilité plus apparente que réelle, car quelquefois la douleur est vive, et il suffit d'une cause irritante, soit interne, soit locale, pour que des phénomènes d'irritation fassent croire que l'affection catarrhale s'est transformée en affection irritative, alors la sécrétion change subitement de nature, elle passe de l'état muqueux à l'état de muco-pus, preuve manifeste que toute affection de cette nature est sur les limites de l'irritation et que l'état catarrhal est le résultat d'une suractivité morbide et non d'une asthénie.

2° La forme irritative se présente le plus souvent dans la blennorrhagie. Presque toujours elle est érythmoïde ou superficielle et générale, et alors la prostate participe encore à cet état du canal de l'urètre. C'est pourquoi, si l'on n'avait égard à la douleur vive qui accompagne la blennorrhée irritative et à tous les signes qui décèlent l'irritation, on pourrait la confondre avec la blennorrhagie catarrhale, tant est abondante la sécrétion du muco-pus.

Plus profonde, cette blennorrhagie ne peut plus être prise pour

une blennorrhagie catarrhale; elle forme la limite de l'érythmoïde
à la dermoïde; mais dans ce cas, elle est plus souvent partielle, locale, qu'étendue, générale. C'est après cette blennorrhagie mal
traitée que l'on voit apparaître les blennorrhées partielles.

3° La forme inflammatoire est toujours dermoïde; elle envahit toute
l'épaisseur du canal. Elle est rarement générale; on l'observe dans différentes parties de l'urètre. Elle laisse après elle des blennorrhées partielles avec engorgement sous-muqueux, changement dans l'organisation du tissu. Quand elle est générale, elle détermine immédiatement la rétention d'urine, causée par un gonflement considérable des
tissus de l'urètre et de la prostate.

C'est une loi générale, qui doit être applicable à tous les organes
doublés d'une membrane muqueuse, savoir : que l'affection catarrhale est superficielle mais très étendue; que plus l'irritation s'approche de l'état inflammatoire, plus l'affection est profonde et se
limite; que lorsque l'inflammation existe elle est toujours profonde,
mais limitée à quelques points. Qu'on applique cette loi aux affections aiguës des poumons et du canal digestif, et l'on verra que le
catarrhe s'étend à toutes les ramifications bronchiques et souvent à
tout le canal digestif; que l'irritation se borne aux grosses bronches
pour constituer la bronchite, et à l'une ou à l'autre partie du tube
alimentaire; que l'inflammation se limite à un poumon ou à l'une
de ses parties, dans la pneumonie, ou à l'estomac, aux intestins
grêles ou aux gros intestins, le plus souvent à un point de ces organes; dans les fièvres de mauvais caractère et dans toutes les maladies qui font naître des symptômes graves.

Les blennorrhées succèdent rarement à l'état catarrhal, plus souvent à l'état irritatif, et alors il n'y a pas seulement un point du canal qui est resté malade; mais plusieurs à la fois participent de la
lésion première mal guérie. Les blennorrhées partielles, bien dé-
cidées, nettement marquées à des points isolés du canal, sont presque toujours le résultat de blennorrhagies inflammatoires partielles.

3° Suivant les causes qui déterminent les blennorrhagies et
les blennorrhées. — Si le lecteur a lu avec attention les causes de
la blennorrhagie et de la blennorrhée, que nous avons accumulées
de la page 65 à la page 112, il aura vu qu'elles sont nombreuses
et variées, et que la plus rare peut-être est celle qui serait aujour-
d'hui regardée comme la plus commune, nous voulons parler de la
contagion syphilitique. Toutes agissent, les unes en prédispo-
sant le canal à la maladie, les autres en la déterminant, et souvent
les unes et les autres produisent à la fois ces deux effets. Il a pu voir
aussi que plusieurs de ces causes fixaient particulièrement l'état
morbide dans un ou plusieurs points déterminés du canal.

Quant aux blennorrhées, bien que nous les ayons considérées d'une manière générale comme succédant à la blennorrhagie, il est des causes particulières qui peuvent les produire essentiellement et les rappeler. Chose remarquable, elles siégent presque toujours alors dans cette région du canal qui a pour limites le bulbe de l'urètre et le col de la vessie.

4° Suivant l'idiosyncrasie des individus qui sont atteints de blennorrhagie et de blennorrhée, et les modifications diathésiques qu'offrent les organismes. C'est une loi générale que les idiosyncrasies et les modifications diathésiques des organismes impriment aux maladies un caractère particulier, et offrent aux efforts du médecin une résistance souvent rebelle, quand celui-ci n'a point saisi ce caractère et qu'il a détourné son attention de la cause diathésique, sous l'empire de laquelle les maladies s'entretiennent. Les blennorrhagies et surtout les blennorrhées sont dans ce cas. Certes, il y a toujours ici un état ou catarrhal, ou irritatif, ou inflammatoire, ou un reste de ces états, qui forment l'essence ou la nature de l'affection; mais ces états peuvent être modifiés par une particulière disposition idiosyncrasique ou diathésique qu'il est essentiel, important, nécessaire de reconnaître. Il n'y a point, à proprement parler, une irritation ou inflammation scrofuleuse, herpétique, dartreuse, syphilitique, etc. L'irritation et l'inflammation, chacune en son genre, sont des phénomènes morbides toujours identiques; mais ces phénomènes se modifient suivant la prédisposition ou la modification organique des tissus où ils se manifestent. Une graine de même espèce confiée à des terrains dissemblables par leur nature, situés sous des climats divers, soumis à des influences différentes, produira la même plante, mais quelles différences notables ne seront pas remarquées dans le port, l'aspect, la vitalité de cette plante ; combien les fruits seront divers, si on les compare! Il en est de même des maladies ; les organismes sont les terrains dont je viens de parler, les affections sont les effets, les causes qui les ont fait naître. Qu'on applique ces idées à la blennorhagie et à la blennorrhée, et tout l'échafaudage d'irritation et d'inflammation spécifiques s'écroule; il ne reste que des irritations et des inflammations modifiées par les idiosyncrasies et les modifications diathésiques. Que résulte-t-il de ces considérations? La nécessité de ne plus faire de la chirurgie locale, bornée, routinière, quand on entreprend la cure de la blennorrhagie et de la blennorrhée; mais d'étendre ses vues au delà de l'affecfection, de chercher à pénétrer l'état intime des organismes, et d'appeler à son aide les ressources d'une médecine philosophique et les règles d'une saine pratique.

5° Rechercher le genre de lésion organique qui constitue les blennorrhées. Se borner à ne voir dans une blennorrhée qu'un écoulement ou un suintement urétrale, le combattre comme on l'a fait jusqu'à ce jour, par des moyens qui sont réputés propres à le détruire sans rechercher la cause organique qui l'entretient, c'est courir après l'ombre d'une chose qui fuit incessamement votre approche, c'est encore faire de la chirurgie bornée et routinière. Toute blennorrhée tient à une lésion organique, soit qu'elle résulte d'une blennorrhagie partielle mal traitée ou négligée, soit qu'elle ait été produite par une cause particulière, et qu'elle se soit montrée *d'emblée;* c'est cette lésion qu'il faut rechercher, et quand on l'a rencontrée, il la faut combattre par les moyens qu'elle indique. Cette lésion détruite, ou la cause qui l'a produite étant éloignée ou combattue, la blennorrhée cessera, parce que ce qui constituait sa nature, sa manière d'être, son essence, enfin, aura cessé d'exister. Agir contre l'écoulement seulement est un contre sens thérapeutique; on peut réussir quelquefois, mais alors, on a été assez heureux pour détruire la lésion, qui n'était qu'une affection légère et non une altération des tissus. Se persuader le contraire, est contraire aux faits, au raisonnement, aux résultats les plus vulgaires.

Ces considérations et un grand nombre d'autres non moins importantes que comportent l'histoire de la blennorrhée, la connaissance de son diagnostic, l'application des règles qui doivent être suivies dans le traitement des espèces de cette maladie, seront amplement développées dans les deuxième et troisième partie de cet ouvrage, que nous livrerons au public le plutôt qu'il nous sera possible.

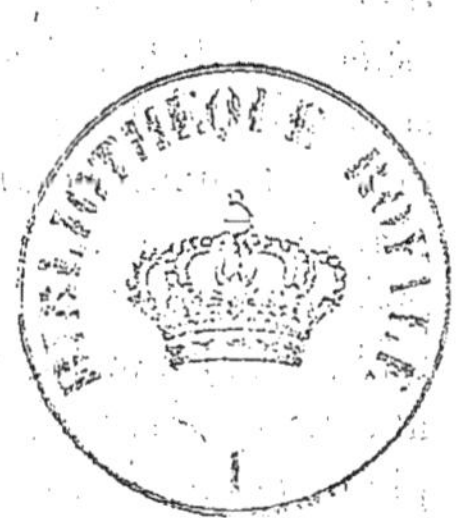

PARIS. — Imprimerie de Lacour et Cie., rue St-Hyacinthe-St-Michel, 33.

OUVRAGES DE M. DESRUELLES,

QUI SE TROUVENT

Chez J.-B. Baillière, libraire, et chez Lacour, imprimeur,

———

TRAITÉ THÉORIQUE ET PRATIQUE DU CROUP, précédé de réflexions sur l'organisation des enfants, 2e édition, entièrement refondue. Paris, 1 vol. in-8°.

TRAITÉ DE LA COQUELUCHE, ouvrage couronné par la société Médico-Pratique de Paris. 1 vol. in-8°. Traduit en allemand par Vandembusch.

MÉMOIRE SUR LE TRAITEMENT SANS MERCURE, employé à l'hôpital militaire du Val-de-Grâce, contre les maladies vénériennes primaires, secondaires, et contre les affections mercurielles. Paris, in-8°. Traduit en allemand par Gunther.

NOTICE SUR LE CARREAU. In-8°.

MÉMOIRES sur les résultats comparatifs obtenus par l'emploi des méthodes mercurielles et sans mercure, dans le traitement des maladies vénériennes au Val-de-Grâce. Tomes 25 et 27 des *Mémoires de médecine militaire*. Traduits en suédois.

MÉMOIRE sur les déchirures de l'urètre.

MÉMOIRE sur le traitement des urétrites aiguës et chroniques.

TRAITÉ PRATIQUE DES MALADIES VÉNÉRIENNES, comprenant l'examen des théories et des méthodes de traitement qui ont été adoptées dans ces maladies, et principalement la méthode thérapeutique employée au Val-de-Grâce. Paris, un fort vol. in-8° avec planches.

LETTRES ÉCRITES DU VAL-DE-GRACE, sur les maladies vénériennes et sur le traitement qui leur convient, d'après l'observation et l'expérimentation pratique. 1 vol. in-8°. Paris, 1840-1841. 2e édition, honorée de la souscription des minitres de la Guerre et de la Marine.

Sous Presse

DEUXIÈME PARTIE DE L'HISTOIRE DE LA BLENNORRHÉE URÉTRALE, ou Suintement urétral habituel.

———

PARIS. — Imprimerie de LACOUR et Cie., rue St-Hyacinthe-St-Michel, 33.